Verlag von Julius Springer in Wien I.

In Verbindung mit den Büchern der Ärztlichen Praxis und nach den gleichen Grundsätzen redigiert, erscheint die Monatsschrift

Die Ärztliche Praxis

Unter steter Bedachtnahme auf den in der Praxis stehenden Arzt bietet sie **aus zuverlässigen Quellen sicheres Wissen** und berichtet in kurzer und klarer Darstellung über alle Fortschritte, die für die ärztliche Praxis von unmittelbarer Bedeutung sind.

Der Inhalt des Blattes gliedert sich in folgende Gruppen:

Originalbeiträge: Diagnostik und Therapie eines bestimmten Krankheitsbildes werden durch erfahrene Fachärzte nach dem neuesten Stand des Wissens zusammenfassend dargestellt.

Fortbildungskurse: Die internationalen Fortbildungskurse der Wiener medizinischen Fakultät teils in Artikeln, teils in Eigenberichten der Vortragenden. Das Gesamtgebiet der Medizin gelangt im Turnus zur Darstellung.

Seminarabende: Dieser Teil gibt die Aussprache angesehener Spezialisten mit einem Auditorium von praktischen Ärzten wieder.

Neuere Untersuchungsmethoden: Die Rubrik macht mit den neueren, für die Praxis geeigneten Untersuchungsmethoden vertraut.

Aus neuen Büchern: Interessante und in sich abgeschlossene Abschnitte aus der neuesten medizinischen Literatur.

Zeitschriftenschau: Klar gefaßte Referate sorgen dafür, daß dem Leser nichts für die Praxis Belangreiches aus der medizinischen Fachpresse entgeht.

Der Fragedienst vermittelt jedem Abonnenten in schwierigen Fällen, kostenfrei und vertraulich, den Rat erfahrener Spezialärzte auf brieflichem Wege. Eine Auswahl der Fragen wird ohne Nennung des Einsenders veröffentlicht.

Die Ärztliche Praxis kostet **im Halbjahr zurzeit Reichsmark 3·60** zuzüglich der Versandgebühren.

Alle Ärzte, welche die Zeitschrift noch nicht näher kennen, werden eingeladen, Ansichtshefte zu verlangen.

Innerhalb Österreich wird die Zeitschrift nur in Verbindung mit dem amtlichen Teil des Volksgesundheitsamtes unter dem Titel „Mitteilungen des Volksgesundheitsamtes" ausgegeben.

DIE MENSTRUATION UND IHRE STÖRUNGEN

VON

PROF. DR. JOSEF NOVAK
WIEN

MIT 6 TEXTABBILDUNGEN

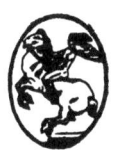

WIEN UND BERLIN
VERLAG VON JULIUS SPRINGER
1928

ISBN 978-3-7091-5187-7   ISBN 978-3-7091-5335-2 (eBook)
DOI 10.1007/978-3-7091-5335-2

ALLE RECHTE, INSBESONDERE DAS DER UBERSETZUNG
IN FREMDE SPRACHEN, VORBEHALTEN
COPYRIGHT 1928 BY JULIUS SPRINGER IN VIENNA

Inhaltsverzeichnis.

	Seite
I. Menstruation	1
1. Physiologie des Menstruations- und des Ovulationszyklus	1
2. Physiologische Veränderungen des Gesammtorganismus im Zusammenhange mit der Menstruation	11
3. Krankhafte Veränderungen des Organismus im Zusammenhange mit der Menstruation	13
4. Klinische Äußerungen des Follikelsprungs	19
5. Abnorm früher und abnorm später Menstruationsbeginn	20
6. Bezeichnung der verschiedenen Menstruationsanomalien	22
7. Amenorrhoe, Hypomenorrhoe und Opsomenorrhoe	23
8. Zu häufige und zu starke Uterusblutungen	35
9. Dysmenorrhoe (Algomenorrhoe)	49
10. Hygiene der Menstruation	60
II. Klimakterium	65

I. Menstruation.

1. Physiologie des Menstruations- und Ovulationszyklus.

Einen Einblick in die krankhaften Abänderungen der Menstruation kann man nur dann gewinnen, wenn man die Bedeutung der normalen menstruellen Uterusblutungen erfaßt hat. Lange Zeit hindurch bemühte man sich, aus eingehenden histologischen Untersuchungen der normalen und der krankhaft veränderten Uterusschleimhaut Aufschluß über das Wesen, die Entstehung und die Aufgabe des rätselhaften menstruellen Vorganges zu gewinnen. Erst die Erkenntnis, daß die Prozesse, welche sich in der Uterusschleimhaut abspielen, nur Folgeerscheinungen primärer Vorgänge im Ovarium sind, daß es ohne Ovarialfunktion keine Menstruation gebe, lüftete den Schleier, der den geheimnisvollen Vorgang der Menstruation verhüllte.

Alle vier Wochen gehen in den O v a r i e n der geschlechtsreifen Frau mit großer Regelmäßigkeit eigenartige Veränderungen vor sich. Von den zahlreichen F o l l i k e l n, welche sich in der Rindensubstanz des Ovariums befinden, reift ein Follikel in raschem Tempo heran. Die Granulosazellen, welche die Eizelle umgeben, sie ernähren und vor Schädigungen schützen, vermehren sich und sondern eine Flüssigkeit ab, den L i q u o r f o l l i c u l i, der sich in einem Hohlraume sammelt, das Volumen des Follikels stark vermehrt und die Follikelwand unter zunehmende Spannung setzt. Die Eizelle macht gewisse Veränderungen durch, die man als R e i f e t e i l u n g bezeichnet. Hat der Follikel eine gewisse Größe erreicht, dann kommt es unter dem Einflusse der stärkeren Drucksteigerung im Follikelinneren und unter dem Einfluß gewisser Wandveränderungen zur Berstung des Follikels, zum Austritte der Eizelle aus dem Ovarium und zur Aufnahme der Eizelle in die Tube. Aus dem kollabierten Follikel entsteht unter rascher Vergrößerung und Vermehrung seiner zelligen Elemente ein großes eigenartiges Gebilde, welches schon nach seiner histologischen Struktur als eine Drüse mit innerer Sekretion imponiert. Die Veränderungen betreffen weniger die äußeren Wandschichten, die straffe bindegewebige Theca externa und die lockere, gefäßreiche, lipoidhaltige Zellen (Thekaluteinzellen) führende Theca interna als vielmehr die epithelialen Elemente, die Granulosazellen. Diese vermehren und vergrößern sich und werden im Laufe weniger Tage zu großen, lichten Zellen, welche sich in radiär verlaufenden Reihen anordnen (Granulosaluteinzellen). Aus der bindegewebigen Theka wuchern Gefäße in das Innere und umspinnen die Zellreihen mit weiten Kapillaren. Auf diese Weise entsteht aus dem geplatzten Follikel ein eigenartiges, auf dem Durchschnitte gefälteltes, gelb gefärbtes, blutreiches Gebilde, das Corpus luteum (Abbildung 1 und 2).

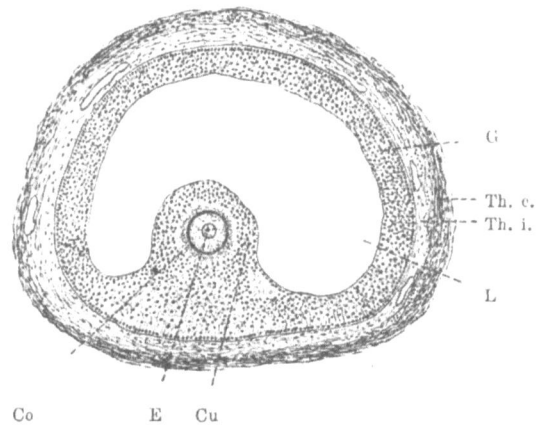

Abbildung 1. Reifender Follikel.
E Eizelle; Co Corona radiata; Cu Cumulus ovigerus; L Follikelhöhle mit Liquor folliculi; G Granulosa; Th. i. Theca interna; Th. e. Theca externa.

Das weitere Schicksal dieses Gebildes hängt von dem Schicksale der Eizelle ab. Wird diese in der Tube befruchtet und entwickelt sie sich zu einem neuen selbständigen Lebewesen, dann bleibt auch das Corpus luteum monatelang in seiner vollen Ausbildung erhalten; erst gegen Ende der Schwangerschaft bildet es sich allmählich zurück. Wird dagegen die Eizelle nicht befruchtet, geht sie nach vergeblichem Harren auf das Spermatozoon, das sie befruchten sollte, zugrunde, dann bildet sich auch das Corpus luteum zurück; im gleichmäßig lichten Protoplasma der Granulosaluteinzellen treten feinste Lipoide und Fettkörperchen auf, die sich durch Zusammenfließen in gröbere Tropfen umwandeln und schließlich die großen Zellen vollkommen ausfüllen: der Zellkern und das Protoplasma zeigen regressive Veränderungen, die immer deutlicher werden. Im Laufe einiger Wochen oder Monate wandelt sich schließlich das Corpus luteum in ein narbiges, aus hyalinem Bindegewebe bestehendes Gebilde um, dessen wellige Fältelung noch lange Zeit hindurch an den Aufbau des ursprünglichen Corpus luteum erinnert. Einzelne oder gruppenweise angeordnete fetterfüllte Zellen in der Peripherie dieses Gebildes, das man als Corpus albicans oder, wenn es durch Pigment dunkel gefärbt ist, als Corpus nigrum bezeichnet, bleiben eine Zeitlang als Reste des lipoidreichen Ausgangsgebildes, des Corpus luteum, zurück.

Ist die in der Tube angelangte Eizelle abgestorben, dann reift sogleich ein neuer Follikel heran und wiederholt den Vorgang, den sein Vorläufer eben durchgemacht hat. Eine neue Eizelle betritt die Arena und versucht das Spiel, das ihre Vorgängerin verloren hat, von neuem. Solange eine Eizelle heranreift, solange sie selbst, ihr Follikel und das daraus entstandene Corpus luteum intakt sind, stockt die Reifung der anderen Follikel. Erst der Tod dieser Eizelle löst den Bann, der während dieser Zeit auf den anderen Follikeln ruhte. Die Eizelle, welche sich zur Befruchtung rüstet, und ihr zugehöriges Corpus luteum hemmen

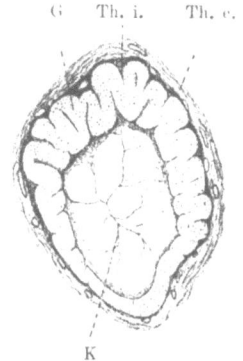

Abbildung 2. Corpus luteum.
K Kern des Corpus luteum, bestehend aus Fibrin, Blut und zartem Bindefgewebe, welches sich in der Peripherie verdichtet: G Granulosaluteinschicht: Th. i. Theca interna auschmale Felder zwischen den Falten der Granulosaluteinschichte beschränkt (enthält die sogenannten Thecaluteinzellen und zahlreiche Gefäße); Th. e. Theca externa aus gefäßführendem Bindegewebe bestehend.

also die Reifung der anderen Follikel. Diese Hemmung ist von großer Bedeutung für den regulären Ablauf des zyklischen Prozesses, der sich im Ovarium allmonatlich abspielt und als ovarieller Zyklus oder als Ovulation bezeichnet wird. Ohne diesen hemmenden Einfluß des wachsenden und reifenden Follikels auf die anderen Follikel käme es zu einem wirren Durcheinander im

Ovarium, zu einer Störung des geregelten Ablaufes des ovariellen Zyklus, zu einem regellosen Wachsen und Zugrundegehen von Ovarialfollikeln. Daß dies keine theoretische Konstruktion ist, sondern unter pathologischen Bedingungen tatsächlich zustandekommt, werden wir im Laufe unserer Betrachtungen erfahren.

Daß eine bestimmte Eizelle die Oberhand über die anderen gewinnt und sie für kürzere oder längere Zeit ihrer Entwicklungsmöglichkeit beraubt, wird uns verständlich, wenn wir annehmen, daß die verschiedenen in den Ovarien einer Frau befindlichen Eizellen verschiedene Lebensenergie, verschiedene „Virulenz" haben. Unter den vielen tausenden Eizellen, welche das Ovarium beherbergt, kommt immer nur die beste und stärkste zur Entwicklung. Erst wenn diese ausgeschaltet ist, kommt die rangnächste an die Reihe. Dadurch ist für die Auswahl der besten und tüchtigsten Eizellen auf die einfachste Weise gesorgt.

Von den tausenden Eizellen eines Ovariums haben nur sehr wenige die Chance einer Befruchtung. Rechnen wir, daß die Periode der Geschlechtsreife 30 Jahre beträgt und daß sich der Ovarialzyklus während dieser Zeit zwölf- bis dreizehnmal im Jahre wiederholt, so kämen 360 bis 390 Follikel zur Entfaltung. Was geschieht aber mit den tausenden anderen, die sich im Ovarium befinden? Ein großer Teil dieser Follikel beginnt den Reifungsprozeß, bricht ihn aber vorzeitig ab und bildet sich unter eigenartiger Umwandlung seiner Elemente allmählich zurück. Die Eizelle und die Granulosazellen gehen zugrunde, während die bindegewebigen Zellelemente der Theca interna, die Thekaluteinzellen, wachsen, sich vermehren und eigenartige an Corpora lutea erinnernde Gebilde formen, die man als atresierende Follikel bezeichnet. Bei manchen Tieren spielt diese Follikelatresie eine sehr große Rolle. Aus den zahlreichen zusammenfließenden atretischen Follikeln bildet sich bei diesen Tieren eine eigenartige Formation, die sogenannte interstitielle Drüse des Ovariums. Beim Menschen ist dieser Vorgang am deutlichsten in der Gravidität, in besonders starkem Ausmaße bei der Blasenmoleschwangerschaft ausgeprägt. Auch im kindlichen Ovar ist die Follikelatresie deutlich nachzuweisen; zu einer wirklichen Follikelreifung und zur Bildung eines echten Corpus luteum kommt es bei Kindern nur ganz ausnahmsweise. Viele Follikel bleiben ohne eine Tendenz zur Weiterentwicklung lange Jahre erhalten und gehen erst im Greisenalter allmählich zugrunde. Einzelne Primordialfollikel sind noch im hohen Alter nachzuweisen.

Betrachten wir das Verhältnis zwischen Eizelle und den übrigen Anteilen des Follikels näher, so drängt sich uns ohne weiteres die Erkenntnis auf, daß es die Eizelle ist, von deren Wohl und Wehe die Tätigkeit, ja sogar das Leben der anderen Gebilde des Follikels abhängt. Sie stehen alle in ihrem Dienste, sie haben sie zu schützen und zu ernähren, sie verlieren ihren Lebenszweck und ihre Lebensfähigkeit, wenn die Eizelle zugrundegeht. Solange sich Eizellen im Verbande des Follikels befinden, führen ihr die Granulosazellen und deren Vorposten, die Thekaluteinzellen, die zur Ernährung notwendigen Bestandteile unmittelbar zu. Ist die Eizelle aus dem Follikel ausgetreten, dann ist eine direkte Nahrungszufuhr unmöglich; deshalb wandelt sich der Follikel in ein besonderes innersekretorisches Organ, das Corpus luteum, um und produziert hormonale Substanzen, welche die Organe, in denen die Eizelle zu dieser Zeit beherbergt wird, derart umwandeln, daß die Eizelle in ihrer nächsten Umgebung die erforderliche Nahrung findet. Unter dem Einflusse der Eizelle oder ihres Hilfsorgans, des Corpus luteum, verändert sich die Tubenschleimhaut und sondert ein Sekret ab, welches die anspruchsvolle Eizelle vor einem allzufrühen Absterben bewahrt.

Noch stärker und sinnfälliger sind aber die Veränderungen, welche sich unter dem Einflusse des ovariellen Zyklus im **Uterus** abspielen, der zum Brutorgan des befruchteten Eies bestimmt ist. Auch im Uterus vollziehen sich allmonatlich Umwandlungen, die nur dann Sinn und Bedeutung haben, wenn sie **im Zusammenhalte mit den ursächlichen ovariellen** Vorgängen betrachtet werden.

Beginnen wir mit der Schilderung der uterinen Vorgänge, wie sie sich einige Tage nach Ablauf der Menstruation abspielen (Abbildung 3). Die Uterusschleimhaut ist um diese Zeit niedrig, ihr Epithel kurzzylindrisch, die Drüsen sind schmal, eng, gestreckt, die Zellen des Stromas klein und dunkel. In raschem Tempo verändert sich die Schleimhaut in den folgenden Tagen. Die Epithelzellen werden höher und lichter, vermehren sich, die Drüsen werden länger und weiter und schlängeln sich, um mit dem gebotenen Raume auszukommen; sie gewinnen dadurch auf dem Durchschnitte eine sägeförmige Gestalt. Das Stroma der Uterusschleimhaut wird lockerer, stärker von Gewebsflüssigkeit durchtränkt, gefäß- und blutreicher; seine zelligen Elemente werden größer, heller und gewinnen schließlich eine große Ähnlichkeit mit Deziduazellen, wie man sie in der Schleimhaut des graviden Uterus beobachten kann. Unter ständigem Fortschreiten dieses Umwandlungsprozesses, welcher sich in den oberen Schichten der Schleimhaut (pars functionalis) abspielt, während die basale Schleimhautzone (pars basalis) keine wesentlichen Veränderungen erfährt, wird aus der ursprünglichen niedrigen, unscheinbaren Schleimhaut ein dickes, ödematöses, blutreiches Gebilde mit weiten, stark geschlängelten, schließlich auch sezernierenden Drüsen.

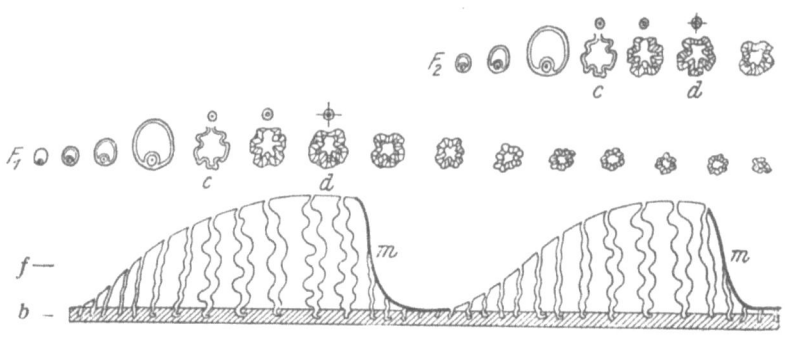

Abbildung 3. Schema des Menstruations- und des Ovulationszyklus, unten schematische Darstellung des Verhaltens der Uterusschleimhaut, oben Darstellung der Entwicklung und des Vergehens zweier Follikel (F_1 und F_2). Der erste menstruelle Zyklusabschnitt entspricht dem Lebenslaufe des ersten Follikels (F_1), der zweite Abschnitt verdankt dem Werdegang des zweiten Follikels (F_2) seine Entstehung. b die pars basalis der Uterusschleimhaut, welche an den zyklischen Schleimhautveränderungen keinen Anteil nimmt, f die in steter Veränderung befindliche pars functionalis der Uterusschleimhaut; m Menstruationsphase; c Follikelsprung, die Eizelle verläßt den Follikel; d die Eizelle stirbt unbefruchtet ab, das Corpus luteum beginnt mit der Rückbildung.

Wird die Eizelle befruchtet, dann geht der geschilderte Vorgang in gleichem Sinne weiter. Unter andauernder Vergrößerung und Vermehrung ihrer Elemente wird aus der prämenstruellen oder, wie man sie heutzutage nennt, der prägraviden Uterusschleimhaut die Graviditätsschleimhaut, die Decidua. Kommt das Ei, das aus der Tube in den Uterus ausgestoßen wurde, mit der Schleimhaut in Berührung, dann zerfällt diese an der Berührungsstelle, das Ei dringt durch die geschaffene Lücke ein und nistet sich in der Schleimhaut fest. — Bezüglich der

Nomenklatur sei erwähnt, daß der von Robert Mayer eingeführte Ausdruck „prägravid" in letzter Zeit von Stieve als unlogisch abgelehnt wird. Entweder ist das ausgestoßene Ei befruchtet worden, dann ist die Frau nicht prägravid, sondern sie ist bereits gravid („initialgravid"); oder sie ist nicht befruchtet worden, dann sind auch die Veränderungen der Uterusschleimhaut nicht prägravid, sondern prämenstruell. Robert Mayer schlägt daher neuerlich vor, dieses Stadium als funktionelles zu bezeichnen, das schwangerschaftsdienlich (progravid) ist.

Geht die Eizelle aber unbefruchtet zugrunde, dann bildet sich auch die prämenstruelle Uterusschleimhaut zurück. Die pars functionalis zerfällt, der Defekt wird von den erhalten gebliebenen Anteilen der pars basalis ergänzt und das Spiel kann von neuem beginnen. Bei den meisten Tieren vollzieht sich die Rückbildung der Uterusschleimhaut ohne äußerlich merkbare Kennzeichen. Anders beim Menschen und bei den menschenähnlichen Affen; hier enthält die Schleimhaut fermentative Substanzen, welche bei beginnender Rückbildung aus ihrer Bindung frei werden und die Schleimhaut andauen. Die Gefäße werden durchlässig, Blut tritt aus, durchsetzt die Schleimhaut, hebt die oberflächlichsten Schichten ab und gelangt auf diese Weise ins Uteruscavum. Die M e n s t r u a t i o n hat begonnen. Die durchblutete, angedaute Zone der Schleimhaut wird abgestoßen und es bleibt bloß die dünne, wunde, basale Schleimhautschichte übrig, von der nach Erschöpfung der zerstörenden Kräfte die Regeneration ausgeht.

Bei seinem Durchtritte durch die Uterusschleimhaut erfährt das Blut eine eigenartige Umwandlung. Es verliert seine Gerinnungsfähigkeit und verändert auch bis zu einem gewissen Grade seiner Farbe. Das Menstrualblut koaguliert nur dann, wenn die Schleimhaut zu wenig Fermente bildet, welche die Gerinnungsfähigkeit des Blutes verhüten könnten, oder wenn die Blutung so profus ist, daß die in normaler Menge vorhandenen Fermente zur Absättigung des Blutes nicht ausreichen.

Der Menstruationsprozeß ist vom ovariellen Zyklus abhängig und der Satz, ohne Ovulation keine Menstruation, besteht allen Angriffen zum Trotze vollkommen zu Recht. Alle gegenteiligen Behauptungen lassen sich auf Beobachtungsfehler zurückführen. Die Wandlungen der Uterusschleimhaut haben offenbar den Zweck, die Uterusschleimhaut zur Eieinbettung vorzubereiten. Ihr Ziel ist die Schaffung des prämenstruellen oder prägraviden Stadiums. Die Menstruation stellt nur einen Abbauprozeß dar, sie ist nicht der Endzweck, sondern nur der Ausdruck dessen, daß der Zweck des ganzen Prozesses, die Ansiedlung und Bebrütung des befruchteten Eies, durch das Ausbleiben einer Befruchtung zunichte gemacht wurde. Die Menstruation ist also nicht, wie sich Pflüger geistreich, aber nicht richtig ausdrückte, der Inokulationsschnitt der Natur zur Aufimpfung des befruchteten Eies auf den mütterlichen Organismus, sie entspricht vielmehr, wie Simpson sagte, dem A b o r t u s eines unbefruchteten Eies.

Daß der Ovarialzyklus ein primärer Vorgang, der uterine der davon abhängige sekundäre Vorgang ist, geht aus ungezählten Beobachtungen mit vollster Klarheit hervor. Die Beziehungen zwischen diesen beiden Zyklen bleiben auch dann ungestört, wenn die Ovarien an eine andere Stelle des Körpers verpflanzt und die nervösen Beziehungen zwischen Ovarium und Uterus ausgeschaltet werden. Es können demnach nur innersekretorische Einflüsse die Beziehungen zwischen beiden Zyklen vermitteln. Wenn die Ursache der Uterusschleimhautwandlung in den besprochenen ovariellen Veränderungen zu suchen ist, dann ist auch anzunehmen, daß zwischen den einzelnen Phasen beider Zyklen innige zeitliche und kausale Beziehungen herrschen. Klinische Beobachtungen haben nun tatsächlich gelehrt, daß bestimmten Phasen des einen bestimmte Phasen des anderen Zyklus entsprechen (Abbildung 3).

Das Heranwachsen des neuen Follikels verursacht zunächst die Regeneration der wunden Uterusschleimhaut (Regenerationsstadium), weiterhin ihr Wachstum (Proliferationsstadium). Die weitere Ausbildung der Uterusschleimhaut steht unter dem Protektorate des Corpus luteum, mit dessen Blüte auch der Höhepunkt der Schleimhautentwicklung (das prämenstruelle oder prägravide Stadium, dessen Endphase als Sekretionsstadium bezeichnet wird) zeitlich und ursächlich verknüpft ist. Der Tod der unbefruchteten Eizelle löst die Rückbildung des Corpus luteum und den menstruellen Abbau der Uterusschleimhaut aus. Der F o l l i k e l s p r u n g fällt demnach nicht, wie man früher vermutete, mit der Menstruation zusammen, sondern er fällt in das Intervall zwischen zwei Menstruationen. Auf welchen Tag des menstruellen (uterinen) Zyklus der Termin des Follikelsprunges (Ovulationstermin) anzusetzen ist, ist eine bisher unentschiedene Frage. Einige Autoren verlegen ihn auf den 9. bis 10. Tag, andere auf einen noch späteren Termin. Daß aber der Follikelsprung auf jeden beliebigen Tag zwischen zwei Menstruationen fallen könnte, wie einige Autoren annehmen, erscheint trotz mancher für diese Anschauung vorgebrachter Argumente unwahrscheinlich. Hält man an der Kausalität zwischen ovariellem und uterinem Zyklus fest, dann ist es eine Forderung der Logik, auch kausale Beziehungen zwischen den verschiedenen Phasen beider Zyklen und demnach auch bestimmte zeitliche Bindungen anzunehmen. Es mag das Tempo der einzelnen Phasen bei verschiedenen Frauen verschieden sein, indem die eine Phase bei der einen Frau rascher oder langsamer als bei einer anderen verläuft, es kann auch sein, daß ein oder das andere Mal bei derselben Frau verschiedene Phasen des Zyklus verschiedene Zeitdauer beanspruchen. Alle diese Verschiebungen müssen aber beide Zyklen gleichmäßig betreffen, so daß derselben Phase des ovariellen auch immer wieder dieselbe Phase des uterinen Zyklus entsprechen muß.

Der Follikelsprung entspricht der tierischen **Brunst** (Östrus), dem Stadium der **Befruchtungsbereitschaft**. Die Menstruation ist also nicht, wie vielfach irrtümlich angenommen wurde, ein Analogon der tierischen Brunst, in der bei vielen Tieren rötlich gefärbter, blutiger Schleim aus dem Uterus abgeht, sondern ein Analogon des postöstrischen Stadiums. Neuerliche histologische Untersuchungen ergaben, daß die zyklischen Veränderungen des Uterus und der Ovarien bei Menschen und Tieren weitgehende Ähnlichkiten aufweisen.

Der Einblick in das zeitliche Verhältnis von Ovulation und Menstruation hat uns auch einige Aufschlüsse über den günstigsten Zeitpunkt für eine Konzeption gegeben. Es ist naheliegend, daß eine Konzeption am leichtesten erfolgen muß, wenn das Ei ungefähr zur Zeit der Begattung oder kurze Zeit vorher aus dem Ovarium ausgestoßen wurde. Das Konzeptionsoptimum entspricht also dem Ovulationstermine. Es wäre demnach die Zeit zwischen dem 8. und 14. Tag nach dem Menstrualionsbeginn die günstigste Zeit für eine auf Befruchtung hinzielende Begattung. Damit stimmen auch klinische Beobachtungen überein, die man namentlich während der Kriegszeit in großer Zahl sammeln konnte, sowie einzelne Volksbräuche und Religionsvorschriften. So gilt bei den Juden der 12. Tag nach Beginn der Menstruation als günstiger Begattungstermin. Je näher der Zeitpunkt der Begattung an den Menstruationstermin heranrückt, desto geringer werden auch die Aussichten einer Schwängerung. In den letzten Tagen vor der Menstruation sind die Frauen nahezu steril. Es kommen auch um diese Zeit Schwängerungen vor, sie sind aber wesentlich seltener als die Konzeptionen in anderen Phasen des Zyklus.

Die **Menge des Menstrualblutes** schwankt bei verschiedenen Frauen noch im Rahmen des Physiologischen innerhalb weiter Grenzen (20 bis 200 Gramm). Das Menstrualblut zeichnet sich durch seine Ungerinnbarkeit aus, die es aber erst bei seinem Durchtritte durch die Uterusschleimhaut gewinnt. Das Gesamtblut behält auch während der Menstruation seine normale Gerinnbarkeit.

Seit jeher wird dem Menstrualblute eine geheimnisvolle Einwirkung zugesprochen. Das gleiche gilt von den Ausdünstungen menstruierender Frauen. Diese sollen unter anderem einen nachteiligen Einfluß auf pflanzliche Lebewesen ausüben; sie sollen Blumen zum Verwelken bringen, die Hefegärung des Teiges verhindern, die Weingärung schädigen u. dgl. Lange Zeit hindurch wurden diese Angaben als Volksaberglauben hingestellt und von der Wissenschaft geringschätzig beiseite geschoben. Erst in neuerer Zeit wurde dieser Frage wieder erhöhte Beachtung geschenkt. Manche Autoren sammelten neue Beweise für die Richtigkeit des alten Volksglaubens (Schick u. a.). Manche sprechen von **Menotoxinen**, giftigen Substanzen, welche im Organismus unter dem Einflusse des Eitodes entstehen und wahrscheinlich vorwiegend mit dem Menstrualblute, in geringerem Grade mit dem Schweiße und anderen Sekreten ausgeschieden werden. In den letzten Jahren hat Aschner diese Lehre durch klinische Beobachtungen ausgebaut und aus der Annahme von Menotoxinen weitgehende therapeutische Folgerungen gezogen; durch entgiftende Maßnahmen (Emenagoga, Derivantia, purgierende Mittel, Schwitzprozeduren und Aderlässe) sucht er die Anhäufung von Menotoxinen im Organismus zu verhindern oder eine bereits erfolgte Anhäufung zu beseitigen. In neuester Zeit wollen amerikanische Autoren die Menotoxine tatsächlich isoliert dargestellt haben.

Die Menstruation setzt bei den weiblichen Personen in Mitteleuropa meistens im 15. Lebensjahr ein; doch zeigt die **Menarche**, wie man den Menstruationsbeginn auch nennt, eine große Abhängigkeit von individuellen und Rasseneigentümlichkeiten, sowie von Umwelteinflüssen. Im allgemeinen tritt die Periode in südlichen Ländern früher ein als in nördlichen. Städterinnen werden meistens früher menstruiert als Landmädchen.

Bei Mädchen der wohlhabenden Stände tritt die Menarche in der Regel früher ein als bei Mädchen der ärmeren Volksschichten.

Die Menstruation bleibt ungefähr bis zum 45. Lebensjahre erhalten, kann aber auch, ohne daß pathologische Veränderungen vorliegen, bis zum 50. Jahre, ja sogar noch länger, andauern. Unter pathologischen Bedingungen (bei Myomkranken) hört die Menstruation erst im höheren Alter auf. Die Menstruation ist ein deutliches Merkmal der Geschlechtsreife und ein verläßliches Kennzeichen einer vorhandenen Ovarialfunktion. Ihr Fehlen schließt aber das Vorhandensein einer Ovarialtätigkeit nicht aus. Auch fällt die Zeitdauer zwischen Menarche und Menopause nicht mit der Funktionsdauer der Ovarien vollkommen zusammen. Die Ovarien entfalten einerseits eine innersekretorische Tätigkeit — wenn auch in beschränktem Ausmaße — schon in der Kindheit, in stärkerem Ausmaße in der der ersten Menstruation vorausgehenden Entwicklungsperiode, sie stellen andererseits ihre Funktionen auch nach der Menopause nicht völlig ein, sondern behalten einen geringen Grad von Leistungsfähigkeit bis ins höhere Alter. Die Menopause ist daher nicht einer Kastration gleich zu stellen. Andererseits bürgt auch die Menstruation nicht für eine volle Funktionsfähigkeit der Ovarien. So lehrt die tägliche Erfahrung, daß Frauen nach dem 35. Jahre weniger konzeptionsfähig sind, obwohl die Menstruation noch 10 Jahre oder länger regelmäßig fortdauert.

2. Physiologische Veränderungen des Gesamtorganismus im Zusammenhange mit der Menstruation.

Durch zahlreiche Untersuchungen wurde der Beweis erbracht, daß die zyklischen Vorgänge, welche sich im Ovarium abspielen, nicht nur im Uterus sondern auch in den verschiedensten Organen regelmäßig wiederkehrende periodische Veränderungen hervorrufen. Man hat diese wellenförmig ansteigenden und abfallenden Veränderungen unter dem Ausdruck der „Wellenbewegung im weiblichen Organismus" zusammengefaßt. Diese Wellenbewegung in den Funktionen des weiblichen Organismus läßt sich nur schwer exakt nachweisen, da die Ausschläge nicht immer sinnfällig genug sind. Die Berechtigung einer solchen Annahme wurde deshalb von vielen Seiten bezweifelt, sie hat sich aber trotz aller Gegenargumente siegreich durchgesetzt. Die Menstruation entspricht dabei nicht dem Wellenberge der

Kurve, sondern fällt bereits in ihren absteigenden Schenkel (Abbildung 4).

Am klarsten prägt sich der Einfluß der zyklischen Genitalveränderungen im Allgemeinbefinden aus. Nicht umsonst heißt die Periode im Volksmunde das „U n w o h l s e i n". Die meisten Frauen fühlen sich aber nicht so sehr während des Blutabganges selbst als vor allem in den vorausgehenden Tagen unwohl: Kopfschmerzen, Mattigkeit, Müdigkeit, Arbeitsunlust, depressive Stimmung, gesteigerte Reizbarkeit, Ziehen im Kreuze und im Unterleibe sind die häufigsten und regelmäßigsten Vorboten der Men-

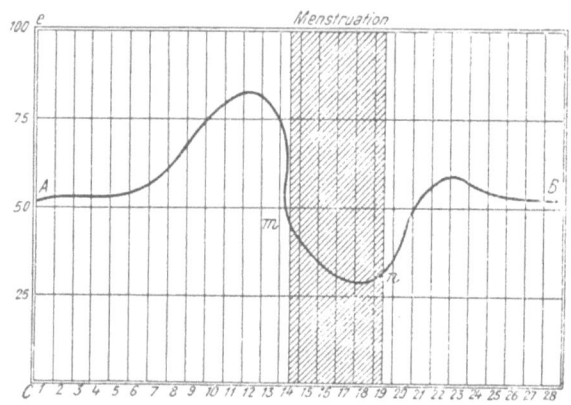

Abbildung 4. Schematische Darstellung der „Wellenbewegung" im weiblichen Organismus (nach v. Ott). Der dunkel schraffierte Abschnitt entspricht der Menstruationszeit ($m-n$), A und B Phasen des normalen Befindens. Die Menstruation setzt im absteigenden Schenkel der Kurve bei m ein und dauert bis zur neuerlichen Erhebung der Kurve in n an.
Der Wellenberg entspricht der prämenstruellen Phase.

struation. Sie überdauern meistens den Eintritt der Blutung, klingen aber gewöhnlich im weiteren Verlauf der Blutung ab, so daß die meisten Frauen in den letzten Tagen der Menstruation beschwerdefrei sind. Ja einzelne fühlen sich während des Blutabganges oder unmittelbar nachher besonders wohl. Das P r ä m e n s t r u u m stellt eine Phase der verminderten Leistungsfähigkeit und Widerstandsfähigkeit dar. Es gibt sich dies einerseits darin kund, daß Frauen um diese Zeit leichter den verschiedensten Schädlichkeiten erliegen, anderseits darin, daß bereits bestehende Krankheiten sehr oft prämenstruelle Verschlimmerungen aufweisen. Die Beschwerden, über welche Frauen im Prämenstruum klagen, kehren bei ein und derselben Frau gewöhnlich in der gleichen Form wieder, sind aber bei den verschiedenen Frauen sehr mannigfaltig. Sowohl die Art wie die Stärke der Beschwerden hängen sowohl von konstitutionellen Momenten wie von äußeren Einflüssen ab.

Zahlreiche Untersuchungen ergaben, daß der Blutdruck einige Tage vor der Periode ansteigt und während der Menstruation absinkt, daß die Pulsfrequenz während der Menstruation abnimmt, daß die Temperatur häufig im Prämenstruum ansteigt und die Muskelkraft gewisse, aber individuell recht verschiedenartige menstruelle Schwankungen aufweist. Die Zahl der roten Blutkörperchen steigt im Prämenstruum an und fällt während der Menstruation stark ab. Auch die Zahl der Thrombozyten und der Leukozyten, der Hämoglobingehalt, der Blutzuckergehalt, die Auslösbarkeit einer renalen Glykosurie durch Phloridzin, der respiratorische Stoffwechsel unterliegen Schwankungen, die mit dem menstruellen Zyklus zusammenhängen. Kongestionelle Anschwellungen der Leber, der Milz, der Nasen- und Kehlkopfschleimhaut, des Zahnfleisches treten im Prämenstruum auf und können sich bei Vorhandensein krankhafter Veränderungen dieser Organe klinisch äußern. Auch die Bauchdecken zeigen, wie uns operative Erfahrungen lehren, periodische Schwankungen ihres Blutgehaltes, die mit dem ovariellen Zyklus zusammenhängen.

3. Krankhafte Veränderungen des Organismus im Zusammenhange mit der Menstruation.

Schon unter normalen Verhältnissen grenzen die Zustände, welche Frauen im Prämenstruum und während der Menstruation zeigen, hart ans Pathologische. Dieser Tatsache wird auch im gerichtlichen Verfahren bei der Beurteilung von Vergehen, welche Frauen zur Zeit der Menstruation begangen haben, Rechnung getragen. Die tiefgreifenden Veränderungen der Psyche, welche man als Menstruationspsychosen bezeichnet, werden in einem eigenen Bändchen von Pappenheim behandelt werden, so daß wir uns hier nur auf die somatischen Veränderungen beschränken wollen.

Ein Teil der somatischen Veränderungen ist auf eine abnorm starke Kongestion zurückzuführen, wie sie im Prämenstruum nicht bloß im Bereiche des Genitales, sondern auch im Bereiche der verschiedensten Organe zustande kommen kann. Man hat in solchen Fällen den Eindruck, als ob das Blut irgendwo herauswollte. Tatsächlich kann dieser Blutandrang in Organen, die infolge bestehender krankhafter Veränderungen zu Blutungen disponiert sind, Blutungen herbeiführen; sind nun diese Blutungen intensiv, dann fällt die später einsetzende Menstruationsblutung schwächer aus oder kann auch völlig ausbleiben, wodurch der Eindruck erweckt wird, als ob die pathologische Organblutung die Menstruation ersetzt hätte (vikariierende Blutung). In Wirklichkeit fällt aber die pathologische Blutung nicht in die Menstruationszeit, sondern geht ihr kürzere oder längere Zeit voraus; sie ist nicht die Folge sondern die Ursache des Ausbleibens oder der Schwäche der menstruellen Blutung.

Andere krankhafte Veränderungen sind darauf zurückzuführen, daß zur Zeit der Menstruation der gesamte Organismus weniger widerstandsfähig ist, eine Erkrankung daher um diese Zeit leichter einsetzt oder eine bereits bestehende Erkrankung sich verschlimmert. Auf die letzterwähnte Ursache ist unter anderen das sogenannte Menstruations- oder Ovulationsfieber oder, wie es richtiger heißen sollte, das prämenstruelle Fieber zurückzuführen, das man bei vielen Frauen beobachten kann. In den meisten Fällen handelt es sich um das regelmäßige Auftreten subfebriler Temperaturen bei Frauen, die im Intervalle vollkommen fieberfrei sind. Diese Temperatursteigerungen erklären sich aus dem Aufflackern verschiedener latenter Erkrankungsprozesse; am häufigsten handelt es sich um tuberkulöse Erkrankungen, seltener um Tonsillitiden, Zahnerkrankungen, rheumatische Gelenkserkrankungen und anderes.

Außerordentlich häufig sieht man prämenstruelle Veränderungen der Haut. Bei manchen Personen treten sie mit solcher Regelmäßigkeit und Gleichförmigkeit an derselben Hautstelle auf, daß die betreffende Frau aus ihrem Kommen das Herannahen der Periode, aus ihrem Ausbleiben den Eintritt einer Schwangerschaft erschließen kann. Einen ursächlichen Zusammenhang zwischen Menstruation und Exanthem können wir aber nur in jenen Fällen annehmen, bei welchen ein regelmäßiger oder wenigstens häufiger zeitlicher Zusammenhang zwischen Menstruation und Hautveränderungen besteht. Da die Menstruation ein häufiges Ereignis ist, kann selbstverständlich irgend eine Erkrankung zufällig mit der Menstruation zeitlich zusammentreffen, ohne ursächliche Beziehungen zu ihr zu haben. Häufig begegnet man in der dermatologischen Literatur der Anschauung, daß Hautveränderungen besonders bei schmerzhafter Periode, bei Dysmenorrhoe, auftreten. Man geht dabei von der Vorstellung aus, daß der Dysmenorrhoe besondere, von der normalen Menstruation abweichende Vorgänge zugrunde liegen, die auf einer sogenannten Dysfunktion der Ovarien beruhen sollen. Zu der Annahme einer Sonderstellung der Dysmenorrhoe liegt aber keinerlei Anlaß vor; die hormonalen und sonstigen stofflichen Veränderungen, welche sich bei der Dysmenorrhoe im Organismus abspielen, sind zweifellos die gleichen wie bei jeder normalen Menstruation.

Von physiologischen Menstruationsveränderungen der Haut wissen wir nur sehr wenig: Die Haut soll zur Zeit der Menstruation empfindlicher gegen Röntgenstrahlen und gegen intrakutan eingespritzte Blutdrüsenextrakte sein und der Schweiß menstruierender Frauen soll mehr Cholin enthalten als in den anderen Zyklusphasen.

Sehr reichlich ist dagegen das Beobachtungsmaterial, welches sich auf krankhafte menstruelle Hautveränderungen bezieht. Sehr häufig sieht man kongestionelle, an klimaterische Wallungen erinnernde Zustände und erythematöse Veränderungen. Freilich darf man nicht daran vergessen, daß zahlreiche Medikamente, welche gegen Menstruationsbeschwerden angewendet werden, wie Antipyrin, Migränin, Aspirin, Pyramidon u. dgl. charakteristische Exantheme hervorrufen können, die ein Unerfahrener leicht für Menstrualexantheme halten kann. Aber selbst wenn einzelne in der Literatur angeführte Fälle auf derartigen Irrtümern beruhen sollten, bleibt noch immer eine reiche Fülle von Beobachtungen über die verschiedenartigsten Eytheme übrig, die zweifellos mit prämenstruellen Stoffwechselveränderungen zusammenhängen. So beobachtete ich bei einer 44jährigen Frau ein ausgedehntes exsudatives Erythem, welches seit einem Jahre jedesmal einen Tag vor dem Eintritt der Periode auf der Innenseite des linken Oberschenkels auftrat und nach einigen Tagen allmählich verschwand. Zu den häufigeren Menstruationsdermatosen gehört auch die Urtikaria, zu den seltereren das Quinckesche Ödem. Eine sehr seltene interessante Dermatose wurde von Matzenauer und Polland als Dermatitis dysmenorrhoica symmetrica beschrieben; die Erkrankung kennzeichnet sich durch eigenartige, spontane, meistens an symmetrischen Stellen auftretende entzündliche Erscheinungen, welche in chronischen Nachschüben entweder als Erythem oder als urtikarielles Ödem, meistens als nässende Dermatitis, seltener in Form einer spontanen umschriebenen Hautnekrose in Erscheinung treten; die von Matzenauer und Polland beschriebenen Fälle litten an Menstruationsstörungen und zeigten außerdem vasomotorische und psychische Störungen.

Eine reichhaltige Kasuistik berichtet über menstruelle Hautblutungen. In einzelnen derartigen Fällen mag es sich um sonst gesunde Frauen gehandelt haben. In der Mehrzahl der Fälle dürften aber primäre und sekundäre, gewöhnlich unerkannt gebliebene Erkrankungen des Blutapparates die Blutungsbereitschaft bedingt haben und die menstruelle Kongestion bildete nur den auslösenden Faktor; sie ist offenbar in solchen Fällen besonders stark, in denen die normale Uterusblutung aus irgend welchen Gründen (Uterushypoplasie, Uterusexstirpation) unterdrückt wurde. Wiederholt wurden regelmäßige menstruelle Blutungen aus dem Nabel oder aus Laparotomienarben beobachtet; insofern nicht direkte Uterusfisteln vorliegen, die eine periodische Blutabsonderung ohne weiteres erklären, handelt es sich hiebei wohl immer um versprengte Inseln von Uterusschleimhaut (Adenomyosis), welche synchron mit der Uterusschleimhaut und unter demselben hormonalen Einfluß menstruieren.

Zu den häufigsten Begleiterscheinungen oder Vorboten der Menstruation gehören Sekretionsstörungen der Talg- und Schweißdrüsen, welche wahrscheinlich als Exkretionsorgane des Menstrualgiftes mit in Betracht kommen dürften. Seborrhoe, Acne namentlich in der Kinngegend, vermehrte Schweißsekretion sind vulgäre Trabanten der Menstruation. Zu den mysteriösen Erkrankungen gehören die mehrfach beschriebenen Fälle von Chromhidrosis (Absonderung eines dunkelblau bis schwarz gefärbten Schweißes) und von Hämathidrosis (Ausscheidung blutigen Schweißes); allen derartigen Fällen gegenüber ist aber eine weitgehende Skepsis notwendig, um Täuschungen durch hysterische Simulantinnen zu vermeiden.

Die prämenstruelle Hyperämie des Genitales kann zu Juckreiz an der Vulva, die Reizung der Haut durch das Menstrualblut zu Ekzemen dieser Gegend führen. Die häufigste Menstruationsdermatose ist der Herpes, der an verschiedenen Stellen auftreten kann, aber bei derselben Frau gewöhnlich immer wieder an der gleichen Stelle erscheint. Beziehungen der Menstruation oder von Menstruationsstörungen zum Erysipel, zum Pemphigus, zur Dermatitis herpetiformis, zur Sklerodermie, zum Chloasma, zur Psoriasis, zum Lichen ruber und zu zahlreichen anderen selteneren Hauterkrankungen sind wiederholt beobachtet worden. Häufig handelt es sich um Fälle, in denen die Menstruation spärlich war oder völlig ausblieb. Die Entscheidung, ob es sich hiebei um eine menstruelle oder um eine klimakterische Beeinflussung der erwähnten Dermatosen handelt, ist nicht immer durchführbar; man kann deshalb auch nicht sagen, ob die Schädlichkeit in einer mangelhaften Ausscheidung von Menotoxinen oder in einer mangelhaften Funktion des Ovariums zu suchen ist.

Auch im Bereiche des Auges wurden häufig menstruelle Veränderungen beobachtet. Dahin gehören Berichte über menstruell oder prämenstruell auftretende Hordeola, Herpeseruptionen auf der Konjunktiva und Kornea, über Blutungen in die vordere Augenkammer, in den Glaskörper und in die Netzhaut; dazu gehören ferner Fälle von Iridochorioditis, Neuritis optica und retrobulbaris, sowie Fälle von verschiedenen funktionellen Erkrankungen, welche berechtigter- oder vielleicht auch unberechtigterweise in einen Zusammenhang mit der normalen oder pathologisch abgeänderten Menstruation gebracht wurden.

Seltener sind Angaben über menstruelle Blutungen aus kranken oder gesunden Ohren. Häufig sollen dagegen Blutungen aus der Nase erfolgen, die sich auch sonst sehr oft mit starker Rötung, Schwellung und Empfindlichkeit der Schleimhaut an den zyklischen Vorgängen im weiblichen Organismus beteiligen soll. Es wird ferner von periodisch auftretendem menstruellem Schnupfen und von menstruellen Verschlimmerungen eines bestehenden Nasenleidens berichtet. Auch an den Rachengebilden sollen periodisch wiederkehrende menstruelle Blutungen und entzündliche Prozesse (Angina) beobachtet worden sein.

Die meisten Zahnärzte nehmen nur ungern während der Menstruation Eingriffe an den Zähnen vor; Operationen werden gewöhnlich auf einen anderen Zeitpunkt verschoben, weil es nach Operationen an Menstruierenden wiederholt zu schweren Nachblutungen kam. Periodische menstruelle Zahnschmerzen, welche von einigen Autoren auf eine Hyperämie der Wurzelhaut, von anderen auf einen gesteigerten intradentären Druck zurückgeführt werden, sowie periodische Zahnfleischblutungen wurden wiederholt mitgeteilt. Auch über Parotisschwellungen, die prämenstruell auftreten und rezidivieren, wird in der Literatur berichtet.

Sehr viele Frauen klagen vor oder während der Menstruation über Appetitlosigkeit, Brechreiz, Magendrücken, Aufstoßen, Erbrechen und Abneigung gegen bestimmte Speisen. Besonders häufig sind die menstruellen Magenbeschwerden bei Frauen, die an Dysmenorrhoe leiden. Brechreiz und Erbrechen gehören zu den häufigsten Begleiterscheinungen der Dysmenorrhoe. Blutungen aus Magengeschwüren treten nicht selten prämenstruell auf. Ob solche Magenblutungen auch aus intakter Schleimhaut erfolgen können, ist noch unentschieden. Verstopfungen und Durchfälle, Rezidiven oder Verschlimmerungen verschiedener Darmerkrankungen, Blutungen aus Darmgeschwüren werden nicht selten im Anschlusse an die Menstruation beobachtet. Bei Fällen von Colica mucosa gehören menstruelle Verschlimmerungen zu den gewöhnlichen Vorkommnissen.

Die Mitbeteiligung der L e b e r an den prämenstruellen Veränderungen äußert sich schon unter physiologischen Bedingungen in einer Anschwellung dieses Organs, dessen Perkussionsfigur um ein bis zwei Fingerbreiten größer wird. Zu den krankhaften Begleiterscheinungen des Prämenstruums zählen wir den periodisch auftretenden menstruellen Ikterus und die häufig an diese Phase gebundenen Gallensteinkoliken. Die prämenstruelle Leberhyperämie und die prämenstruelle Erregbarkeitssteigerung des viszeralen Nervensystems erklären uns das häufige Zusammentreffen von Gallensteinanfällen mit der Menstruation. Über besondere menstruelle Veränderungen der Milz, der Nebenniere und des Pankreas ist nichts Sicheres bekannt. Anteilnahme dieser Organe an der prämenstruellen Hyperämie aller Unterleibsorgane und geringfügige Änderungen in der innersekretorischen Tätigkeit sind wahrscheinlich, aber nicht mit voller Sicherheit erwiesen.

Daß das Unwohlsein die Disposition zu I n f e k t i o n s k r a n k h e i t e n erhöht, ist eine allgemein bekannte Tatsache. Jeder Laie weiß, daß Frauen um diese Zeit leichter zu „Erkältungskrankheiten" neigen, sich, wie man im Volksmund sagt, leicht verkühlen. Von den spezifischen Infektionskrankheiten sind es besonders der Scharlach, das Erysipel und die Tuberkulose, die nicht selten innige zeitliche Beziehungen zur Menstruation zeigen. Regelmäßige prämenstruelle Temperatursteigerungen, Hämoptoen, Rasselgeräusche verraten den ungünstigen Einfluß, den das Prämenstruum auf den Verlauf einer tuberkulösen Lungenerkrankung nimmt.

Auch Erkrankungen des Skeletts zeigen manchmal Beziehungen zum menstruellen Zyklus. Am interessantesten liegen die Verhältnisse bei einer seltenen Gelenkserkrankung, dem Hydrops articulorum intermittens, der in einigen Fällen regelmäßig zur Zeit der Menstruation aufzutreten pflegt.

4. Klinische Äußerungen des Follikelsprungs.

Menstruation und Follikelsprung fallen zeitlich nicht zusammen, der Follikelsprung ist vielmehr in die Zeit zwischen zwei Menstruationen zu verlegen. Während die Follikelreifung und die Follikelberstung beim Tiere als sogenannte Brunstperiode die auffallendsten Veränderungen im psychischen und somatischen Gehaben zur Folge haben, wohingegen der Schleimhautabbau ohne auffallende Erscheinungen abläuft, ist dies beim Menschen gerade umgekehrt. Der Abbau der Schleimhaut tritt als Menstruation deutlich in Erscheinung und ist von den verschiedensten unangenehmen Symptomen begleitet, während sich die Follikelreifung und der Follikelsprung bei der Frau in der Regel gar nicht geltend machen. Nur in Ausnahmsfällen beobachten wir klinische Erscheinungen, die wir auf den Follikelsprung zurückführen müssen; dazu gehört der sogenannte Mittelschmerz, ein kurz dauernder, manchmal ziemlich heftiger Unterleibsschmerz, welcher ungefähr 14 Tage nach der Menstruation mit großer Regelmäßigkeit aufzutreten pflegt. Manchmal kommt es auch zu einem leichten Blutabgang aus dem Genitale. Wir kennen ferner Fälle, in denen die Menses früher alle 28 Tage, später alle 14 Tage auftraten. Es ist nun möglich — wenn auch keineswegs erwiesen —, daß nur diejenigen Blutungen, welche dem richtigen Menstruationstermine entsprechen, als echte Menstruation, die anderen, welche in der Mitte zwischen zwei normalen Menstruationen fallen, als Pseudomenstruationen aufzufassen und auf den Follikelsprung zurückzuführen sind. Es würden, wenn diese Auffassung richtig ist, Menstruations- und Ovulationsblutungen miteinander abwechseln.

Die Blutung, welche aus den Gefäßen des geborstenen Follikels erfolgt, ist gewöhnlich unbedeutend. In seltenen Fällen kann sie aber so profus sein, daß es zu einem großen peritonealen Blutergusse kommt und zu einer operativen Behandlung gegriffen werden muß (Corpus-luteum-Blutung). In den meisten derartigen Fällen wurde der Eingriff in der Vermutung einer Extrauteringravidität ausgeführt.

5. Abnorm früher und abnorm später Menstruationsbeginn.

Normalerweise beginnt in unserer klimatischen Zone die Menstruation im 14. bis 16. Lebensjahre. Bei üppiger Ernährung tritt sie gar nicht selten auch schon früher, etwa zwischen dem 12. bis 14. Jahre ein, ohne daß man berechtigt wäre, in solchen Vorkommnissen irgend etwas Pathologisches zu erblicken.

Anders liegen die Verhältnisse, wenn die Menstruation in frühem Kindesalter einsetzt. Es sind sogar Fälle bekannt, in denen sie in den ersten Kindesjahren, ja auch Fälle, in denen sie schon einige Monate nach der Geburt einsetzte. Hand in Hand mit dem verfrühten Eintritte der Periode geht eine rasche Entwicklung der sekundären Geschlechtsmerkmale und des Körperwachstums einher. Die Brüste erreichen die Größe einer jungfräulichen Mamma, Achselhaare und Schamhaare treten auf, das Becken wird weiter, die Scheide und der Uterus erreichen die jungfräulichen Maße, der Geschlechtstrieb erwacht und kann zu verfrühter Geschlechtsbetätigung und zur Empfängnis führen. Die Kinder sind anfangs wesentlich größer als ihre Altersgenossen, erreichen aber infolge vorzeitiger Verknöcherung der Epiphysen früher das endgültige Maß und bleiben schließlich an Größe hinter anderen gleichalterigen Kindern zurück. Die psychische Entwicklung hält mit der Körperentwicklung nicht Schritt, sondern entspricht dem Alter des Kindes; manchmal erscheinen die Kinder sogar geistig zurückgeblieben. Daß sie mitunter unter dem Spotte ihrer Altersgenossen und der Aufmerksamkeit, welche sie erregen, seelisch schwer leiden und durch diese Eindrücke dauernd geschädigt werden können, ist begreiflich. Ihre Erziehung ist daher keine leichte Aufgabe. (Nach den neuesten Forschungen wäre die sexuelle Frühreife auf ein vorzeitiges Einsetzen der Funktion des Hypophysenvorderlappens zurückzuführen, welcher die Keimdrüse aus ihrem kindlichen Schlummer weckt und zur vollen Entfaltung bringt. Durch Injektion von Hypophysenvorderlappenextrakten kann eine derartige Frühreife bei infantilen Tieren künstlich hervorgerufen werden.)

Neben Fällen mit echter verfrühter Geschlechtsreife gibt es solche, in denen nur die sekundären Geschlechtsmerkmale (Mammae, Achsel- und Schamhaare, äußeres Genitale, Körpergröße) den vorzeitigen Wachstumsimpuls erhalten, die Keimdrüsentätigkeit dagegen nicht verfrüht einsetzt. Derartige Veränderungen entstehen am häufigsten unter dem Einflusse von Nebennierentumoren, seltener unter dem Einflusse von Zirbeldrüsengeschwülsten. Die Fälle, welche auf Zirbeldrüsenerkrankungen beruhen, zeichnen sich in der Regel gleichzeitig durch eine gewisse psychische Frühreife aus, ein Merkmal, das differentialdiagnostisch nicht ohne Bedeutung ist.

Die echte Frühreife ist aber häufig auch nur eine Konstitutionsanomalie. In diesen Fällen zeigen die Kinder keine Krankheitssymptome. Es verwischen sich im Laufe der Jahre die Unterschiede zwischen ihnen und ihren Altersgenossen. Ihre Lebensdauer ist nicht beeinträchtigt.

Anders liegen die Verhältnisse bei jenen Fällen von Frühreife, welche durch Tumoren der Keimdrüsen hervorgerufen werden. Da diese Geschwülste meistens maligner Natur (Sarkome und Carcinome) sind, ist die schlechte Prognose dieser Fälle leicht erklärlich. Das gleiche gilt von jenen Fällen, in denen verschiedene zerebrale Erkrankungen (Hirntumor, Enzephalitis, Hydrocephalus usw.) als Ursache der Frühreife anzusehen sind.

Eine Therapie der vorzeitigen Geschlechtsreife kommt nur in solchen Fällen in Betracht, deren Ursache in operablen Tumoren (der Keimdrüse oder der Nebenniere) gelegen ist. In diesen Fällen beobachtet man nach der Entfernung des Tumors eine Rückbildung der sekundären Geschlechtsmerkmale auf die entsprechende infantile Stufe. In allen anderen Fällen bleiben therapeutische Bemühungen erfolglos.

Von frühzeitiger Geschlechtsreife sind jene verhältnismäßig häufigen Fälle zu unterscheiden, in denen man bei neugeborenen Mädchen am 3. oder 4. Tage nach der Geburt einen leichten Blutabgang aus dem Genitale beobachtet, eine Erscheinung, die keineswegs so selten ist, die vom theoretischen Standpunkt sehr interessant, praktisch aber bedeutungslos ist: sie beruht darauf, daß das kindliche Genitale ebenso wie das mütterliche während der Schwangerschaft unter dem endokrinen Einflusse der Plazenta steht und durch den Wechsel der hormonalen Tätigkeit der Plazenta nach der Geburt einen ähnlichen menstruellen Impuls erhält, wie der Uterus der geschlechtsreifen Frau durch das Absterben der unbefruchtet gebliebenen Eizelle. Da die kindliche Uterusschleimhaut nicht jene zyklischen Wandlungen durchmacht, welche der echten Menstruation vorausgehen, so kann man die Genitalblutung neugeborener Mädchen nicht ohne jeden Vorbehalt der echten Menstruation gleichstellen. Ätiologisch sind aber beide Prozesse in Anbetracht der gleichsinnigen Funktion von Plazenta und Ovarium innig verwandt.

Einen verspäteten Eintritt der Menstruation (nach dem 17. Jahre) findet man bei Frauen, die auch anderweitige Zeichen einer mangelhaften Ovarialfunktion zeigen. Die einen gehören in die Gruppe der Infantilen und Hypoplastiker, die anderen in die Gruppe der Eunuchoiden. Auch angeborene Herzfehler, chronische Tuberkulose, kongenitale Lues, vielleicht auch eine Keimschädigung durch Alkoholismus der Eltern können an dem verspäteten Eintritte der Geschlechtsreife Schuld tragen.

6. Bezeichnung der verschiedenen Menstruationsanomalien.

Wir sprechen von einer **Amenorrhoe**, wenn der menstruelle Zyklus mindestens einmal ausgefallen ist, von einer **Hypomenorrhoe**, wenn die Menstruationsblutung wohl zum richtigen Termine eingetreten, aber sehr schwach ist, von einer **Opsomenorrhoe**, wenn die Blutung verspätet eingetreten ist. Statt dieser Ausdrücke werden auch andere gebraucht, es wird auch ein und derselbe Ausdruck in verschiedenem Sinne verwendet, was der Verständigung natürlich nicht sehr zuträglich ist. So wird beispielsweise von einem Autor der Ausdruck Oligomenorrhoe als Bezeichnung für das zu seltene Auftreten der Periode, von einem anderen als Bezeichnung für die Schwäche der Blutung gebraucht. Wir wollen deshalb diesen Ausdruck, der sonst häufig verwendet wird, vermeiden und nur von Amenorrhoe, Hypo- und Opsomenorrhoe in dem vorhin angegebenen Sinne sprechen.

Die abnorm starken Genitalblutungen werden als Menorrhagien und als Metrorrhagien bezeichnet. Man versteht unter **Menorrhagien** Uterusblutungen, die den menstruellen Charakter deutlich erkennen lassen, unter **Metrorrhagien** dagegen Blutungen, bei denen jede Regelmäßigkeit und jede Beziehung zum Menstruationszyklus vermißt wird. Bei den Menorrhagien kann man verschiedene Typen unterscheiden. Ist die Blutung regelmäßig, aber zu stark, so spricht man von einer **Hypermenorrhoe**; tritt die Blutung zu häufig auf, von einer **Proiomenorrhoe**. Üblicher ist der Ausdruck Polymenorrhoe, doch wird er von den einen zur Bezeichnung der allzu häufigen, von den anderen zur Bezeichnung der allzu starken Blutung verwendet, ist also ebensowenig eindeutig, wie der Ausdruck Oligomenorrhoe.

Zur übersichtlichen Darstellung der Menstruationsverhältnisse empfiehlt sich die Benützung eines Schemas, in dem Zeit, Dauer und Stärke der Blutung in einfacher Weise vermerkt wird.

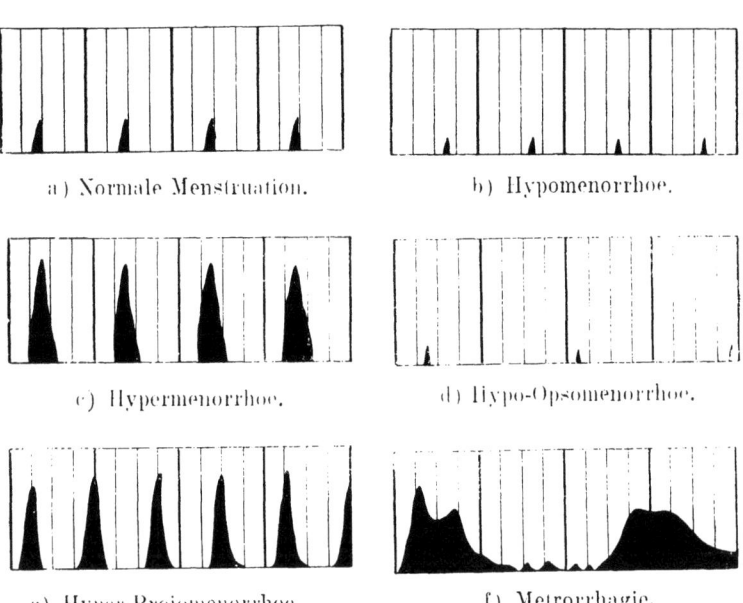

a) Normale Menstruation. b) Hypomenorrhoe. c) Hypermenorrhoe. d) Hypo-Opsomenorrhoe. e) Hyper-Proiomenorrhoe. f) Metrorrhagie.

Abbildung 5.

Die folgende schematische Darstellung (Abbildung 5) bringt eine rasche Orientierung über die verschiedenen Menstruationsanomalien.

7. Amenorrhoe, Hypomenorrhoe und Opsomenorrhoe.

Alle drei Zustände sind miteinander enge verwandt; sie beruhen auf einer Schwäche oder auf einem Ausfalle der Ovarialfunktion, seltener auf einer mangelhaften Ansprechbarkeit des Erfolgsorgans, nämlich der Uterusschleimhaut. Es gibt auch Fälle, in denen eine Amenorrhoe nur dadurch vorgetäuscht wird, daß das Menstrualblut keinen Abfluß nach außen hat (Kryptomenorrhoe); Atresien der Cervix, der Vagina, des Hymen tragen die Schuld an derartigen Vorkommnissen. Das Blut sammelt sich dann hinter dem Hindernisse an und verursacht schwere, manchmal selbst lebenbedrohliche Zustände.

Das Blut wird in den Fällen von Gynatresie, wie man diese Verschlüsse im Bereiche des Genitalschlauches bezeichnet, nicht resorbiert, sondern bloß in eine dicke, breiige, schokoladefarbene Masse umgewandelt, welche einen ausgezeichneten Nährboden für pathogene Keime bildet.

Am günstigsten liegen die Verhältnisse, wenn das Abflußhindernis bloß durch den Mangel einer Hymenalöffnung bedingt ist. Die Diagnose ist in diesen Fällen leicht; man sieht die vorgewölbte Hymenalmembran, durch welche das in der ausgedehnten Vagina angesammelte, unter starker Spannung stehende Blut bläulich durchschimmert. Der Uterus ist zunächst nicht erweitert. Erst wenn der Druck in der Vagina so stark angestiegen ist, daß es dem Uterus nicht mehr gelingt, das Menstrualblut in die Vagina zu treiben, wird auch der Uterus in den gedehnten Abschnitt einbezogen. Je höher das Hindernis sitzt, je später es beseitigt wird, desto schwerer sind die Veränderungen, welche durch das angesammelte Blut hervorgerufen werden. Es kommt in diesen Fällen nicht bloß zu einer mächtigen Erweiterung der Vagina (Hämatokolpos), sondern auch zu einer Erweiterung des Uterus (Hämatometra) und der Tuben (Hämatosalpinx), in welche das Blut aus dem Uterus gepreßt wird. Anfangs dringt das Blut durch die offenen abdominalen Tubenöffnungen in die Bauchhöhle ein und ruft in der Umgebung heftige entzündliche Veränderungen hervor. Die unmittelbare Folge dieser Entzündung ist der Verschluß der abdominalen Tubenöffnungen. Solange dieser Verschluß dem intratubaren Druck standhält, besteht keine unmittelbare Lebensgefahr. Es bedarf aber nur eines geringfügigen Traumas, um die Tubensäcke zum Bersten zu bringen und die schwerste Peritonitis hervorzurufen. Sehr oft finden sich auch in dem gestauten Menstrualblute pathogene Keime, die offenbar auf hämatogenem Wege in dieses Gebiet verschleppt wurden und die Gefahren, welche jeder Gynatresie anhaften, ganz erheblich steigern.

Die klinischen Symptome der Gynatresien lassen sich aus den anatomischen Verhältnissen leicht erklären. Es handelt sich um Mädchen, die amenorrhoisch sind, aber in periodischen Intervallen an heftigen kolikartigen Schmerzen im Unterleibe leiden.

Diese Schmerzanfälle dauern mehrere Tage und nehmen im Laufe der Zeit an Heftigkeit immer mehr zu. Im Beginne der Erkrankung haben die Patientinnen in der anfallsfreien Zeit keine Beschwerden. Später klagen sie auch im Intervalle zwischen zwei Menstruationsphasen über andauernde Schmerzen im Unterleibe und im Kreuze und über Stuhlverstopfung. Kommt es zur Berstung oder zur Vereiterung der Tubensäcke, dann entwickelt sich sehr rasch das bekannte Bild der schwersten Peritonitis.

Das Gespenst der Peritonitis kann leider auch durch eine operative Beseitigung des Weghindernisses nicht immer gebannt werden, ja es wird gar nicht so selten erst durch die Operation heraufbeschworen. In den eröffneten, bluthaltigen, schwer geschädigten und daher in seiner Widerstandskraft geschwächten Genitalschlauch wandern Bakterien ein, die in seinem Inhalte einen guten Nährboden finden, aufwärts wandern und die Tuben und das Peritoneum infizieren. Die meisten Gynäkologen suchen die Peritonitisgefahr dadurch zu verhüten, daß sie nicht bloß das Weghindernis beseitigen, sondern auch die bluterfüllten Tuben entfernen. Die technischen Schwierigkeiten, welche sich der Beseitigung der Genitalatresie entgegenstellen, wachsen um so mehr, je höher die Atresie sitzt und je ausgedehnter sie ist. Während die Beseitigung einer Hymenalatresie ein außerordentlich leichter Eingriff ist, stellt die Bildung einer künstlichen Vagina bei erhaltenem, menstruierendem Uterus die schwersten Anforderungen an die Technik des Operateurs.

Der Praktiker wird aus der kurzen Darstellung des klinischen Bildes der Gynatresie mehrere Lehren ziehen: Mädchen, welche darüber klagen, daß sie wohl nie menstruiert wurden, daß sie aber periodisch auftretende Schmerzen hätten, müssen auf jeden Fall gynäkologisch untersucht werden, wobei selbstverständlich nur eine rektale Untersuchung in Betracht kommt. Bei dieser Untersuchung muß man sich aber stets die Gefahr der Tubenruptur vor Augen halten und deshalb jede gröbere Kraftanwendung ängstlich vermeiden. Die Gefahr der aszendierenden Infektion soll den Praktiker davon abhalten, auch die technisch einfachste Hymeninzision in der Sprechstunde oder in der Privatwohnung vorzunehmen. Jeder derartige Fall bedarf strengster Asepsis und genauer klinischer Beobachtung.

Die eigentlichen Amenorrhoen können in zwei große Gruppen geteilt werden: erstens in solche, bei denen der ovarielle

Zyklus erhalten ist, aber der menstruelle, uterine Zyklus fehlt; und zweitens in solche, bei denen sowohl der ovarielle, wie auch der uterine Zyklus fehlt.

Zur ersten Gruppe der Amenorrhoen mit erhaltenem ovariellen, aber fehlendem uterinen Zyklus gehören Fälle, in denen der Uterus vollkommen fehlt, in denen er entweder operativ entfernt worden ist oder in denen er sich infolge rudimentärer Entwicklung der Müllerschen Gänge nicht oder nicht vollkommen ausgebildet hat; hierher sind ferner Fälle einzureihen, in denen die Schleimhaut infolge verschiedener krankhafter Prozesse (ausgedehnter Tuberkulose, Verätzung u. dgl.) funktionsunfähig ist. Alle diese Fälle haben das gemeinsame Merkmal, daß der ovarielle Zyklus im Uterus keinen Widerhall findet. Nehmen wir nun an, daß sich beim Eitode schädliche Zerfallsprodukte bilden, die normalerweise größtenteils durch das Menstrualblut ausgeschieden werden, so wird sich uns die Frage aufdrängen, wie sich in diesen Fällen der Ausfall der menstruellen Ausscheidung klinisch auswirkt.

Aschner hält den Mangel einer menstruellen Ausscheidung für eine verhängnisvolle Krankheitsquelle und führt eine große Zahl krankhafter Zustände der verschiedensten Organe und Organsysteme auf die Retention von Menotoxinen zurück. Durch Aderlaß, Abführmittel, hautreizende Mittel sucht er den Menotoxinen andere Abflußwege zu verschaffen und die durch sie gesetzten Schädigungen auszumerzen. Unserer Ansicht nach geht Aschner, dessen Propaganda für die Humoralpathologie und die darauf aufgebaute „Säfte verbessernde" Therapie ein gesunder Kern nicht abzusprechen ist, in seinen Schlußfolgerungen zu weit.

Wie verhält es sich tatsächlich mit den Folgen des Ausbleibens einer menstruellen Blutausscheidung? In Fällen, in denen ein kongenitaler Mangel oder eine rudimentäre Ausbildung des Uterus vorliegt, klagen die Patientinnen häufig über periodisch auftretende, offenbar durch den Ovarialzyklus ausgelöste, ziehende oder bohrende Schmerzen im Unterleibe, über Kreuzschmerzen, über Spannung der Brüste, mitunter auch über Kopfschmerzen. Im übrigen ist aber das Allgemeinbefinden ungestört. Wir finden wohl in der Literatur Angaben über schwere Augenerkrankungen (Blutungen in das Augeninnere, entzündliche Veränderungen der Iris, der Choriodea oder der Retina), über verschiedene Hauterkrankungen, über vikariierendes Nasenbluten u. dgl., welche in solchen Fällen aufgetreten sein sollen und auf den Mangel der menstruellen Blutung zurückgeführt werden, doch ist der kausale Zusammenhang zwischen diesen Leiden und der Amenorrhoe meistens nicht erwiesen. In der Regel beobachten wir bei Frauen, deren Uterus nicht zur Entwicklung gelangt ist, entweder gar keine krankhaften Symptome oder nur solche Erscheinungen, wie wir sie bei den meisten normalen Frauen in der prämenstruellen Phase sehen. Ebenso verhält es sich bei den meisten Frauen, denen der Uterus operativ entfernt worden ist. Die Mehrzahl zeigt keine Störungen, sondern fühlt sich vollkommen wohl. In anderen Fällen finden wir dieselben Beschwerden, wie wir sie bei Frauen mit erhaltenem Uterus im Prämenstruum antreffen. In einer verhältnismäßig kleinen Zahl von Fällen sehen wir allerdings dieselben schweren und lästigen Ausfallserscheinungen wie nach der vollständigen Kastration; man hat diese letzteren Fälle wiederholt in dem Sinne gedeutet, daß das Ovarium des uterinen Impulses bedürfe, um seine normale Funktion zu erhalten. Dieser Behauptung, die aber experimentell nicht gestützt ist, widerspricht vor allem der Umstand, daß in der überwiegenden Mehrzahl der Fälle keine Anzeichen einer gestörten Ovarialtätigkeit nachzuweisen sind. Es liegt vielmehr die Annahme nahe, daß in einzelnen Fällen die Ovarien durch technische Mängel der Operation (starke Verziehung der Ovarien mit Dehnung des Ligamentum infundibulopelvicum und Verzerrung der Arteria ovarica, zufällige Ligatur dieses Gefäßes, Störung der zurückgelassenen Ovarien durch entzündliche, von einer Stumpfeiterung ausgehende Prozesse oder durch Einbettung der Ovarien in Adhäsionen) schwer geschädigt wurden. Die vielen krankhaften Störungen, welche Aschner auf den Mangel einer menstruellen Blutausscheidung zurückführt, können nur dann mit dem Mangel des Uterus in Zusammenhang gebracht werden, wenn durch einen statistisch richtig durchgeführten Vergleich mit gleichaltrigen Frauen, die einen Uterus besitzen, der Beweis erbracht würde, daß diese Störungen vorwiegend oder ausschließlich bei den Frauen mit Uterusmangel zu finden seien; ein derartiger Beweis steht aber noch aus und läßt sich durch therapeutische Erfolge nicht ersetzen. Wahrscheinlich besitzt der gesunde Organismus in der Regel genug Mittel und Wege, um Menotoxine aus dem Organismus auszuscheiden. Eine Insuffizienz dieses Ausscheidungsapparates ist wohl denkbar, aber nicht erwiesen. Auffällig ist jedenfalls die Tatsache, daß die Erscheinungen, welche Aschner auf den Ausfall der menstruellen

Ausscheidung zurückführt, in gleicher Weise bei kastrierten Frauen beobachtet werden; dies spricht für die Auffassung, daß diese Erscheinungen nicht auf den Ausfall der Menstruation, sondern auf den Ausfall der Ovarialfunktion zu beziehen sind.

Weit umfangreicher und mannigfaltiger ist die zweite Gruppe der Amenorrhoen, in denen der ovarielle und demgemäß auch der uterine Zyklus ausfällt. Wir wollen dabei jene Fälle außer acht lassen, in denen dieser Ausfall dem physiologischen oder dem vorzeitigen Abschluß der Geschlechtsreife, der normalen oder der vorzeitigen Klimax entspricht. Da das Klimakterium in einem eigenen Abschnitte besprochen werden wird, sollen an dieser Stelle nur jene Amenorrhoen erörtert werden, welche im geschlechtsreifen Alter auftreten.

Wenn man die umfangreichen Tumoren der Ovarien betrachtet, welche gar nicht selten im geschlechtsreifen Alter auftreten, möchte man glauben, daß diese Geschwulstmassen das spezifische Ovarialparenchym erdrücken und den Ovarialzyklus unterbrechen müßten. Die Erfahrung lehrt aber, daß die Menstruation in der Regel trotz größter beiderseitiger benigner und maligner Ovarialgeschwülste andauert. Dasselbe gilt auch von entzündlichen Prozessen, welche die Ovarien in Mitleidenschaft ziehen. Selbst bei hochgradigen, mit Ovarialabszessen einhergehenden akut entzündlichen Erkrankungen bleibt in der Regel genug Ovarialparenchym zurück, um sowohl die Amenorrhoe wie auch andere Kastrationsfolgen zu verhüten.

Nur bei der Genitaltuberkulose begegnen wir häufig einer Amenorrhoe, welche nicht selten das einzige klinische Symptom der tuberkulösen Erkrankung ist. Da diese Amenorrhoe auch in Fällen beobachtet wird, in denen die Ovarien nicht oder nur wenig in Mitleidenschaft gezogen sind, ist sie nicht als Folge einer tuberkulösen Zerstörung des Ovarialparenchyms sondern als eine Reaktion der Ovarialfunktion auf die Einwirkung des tuberkulösen Prozesses im allgemeinen zu betrachten. Eine solche Hemmung der Ovarialfunktion sehen wir auch bei anderen tuberkulösen Erkrankungen, namentlich bei Erkrankungen der Lungen und der Lymphdrüsen. Es sind nicht immer schwere Erkrankungsprozesse, welche zur Amenorrhoe führen, sondern häufig leichte oder beginnende Erkrankungen. Da die Menstruation einen nachteiligen Einfluß auf den Verlauf tuberkulöser Erkrankungen ausübt, so ist die reaktive Amenorrhoe als ein heilsamer Vorgang anzusehen und bedarf keiner besonderen Behandlung. Bessert sich der tuberkulöse Prozeß, dann kehrt auch die Menstruation wieder, ein Zeichen, daß die Ovarialfunktion durch das tuberkulöse Gift nicht sehr tiefgreifend geschädigt wurde. Dem entspricht auch die Erfahrungstatsache, daß derartige Amenorrhoen mit keinerlei lästigen Allgemeinerscheinungen einhergehen, welche auf ein Versagen der übrigen innersekretorischen Funktionen der Ovarien hinweisen würden. Auch andere chronische Infektionskrankheiten (Lues, Malaria) können eine Amenorrhoe hervorrufen, wenn sie zur Kachexie führen. Das gleiche gilt von verschiedenen akuten Infektionskrankheiten (Typhus abdominalis und exanthematicus, Erysipel u. a.), nach deren Verlauf nicht selten eine kürzer oder länger dauernde Amenorrhoe zurückbleibt. Es gibt sogar vereinzelte Fälle, in denen es nach Infektionskrankheiten zu dauernder Amenorrhoe und zu irreparabler Uterusatrophie kommt.

Amenorrhoen sehen wir auch als Begleitsymptome verschiedener Stoffwechselstörungen und Allgemeinerkrankungen. In außerordentlicher Häufung beobachtete man derartige Amenorrhoen in der Kriegs- und Nachkriegszeit als Folge der Unterernährung; ob die ungenügende Eiweißzufuhr oder der Mangel an Kohlehydraten oder an gewissen zu den Vitaminen zu zählenden Nährsubstanzen oder die Unterernährung im allgemeinen, das heißt die ungenügende Kalorienzufuhr die Schuld an dem Auftreten der Kriegsamenorrhoe trugen, konnte nicht entschieden werden. Histologische Untersuchungen der Uterusschleimhaut zeigten, daß die Unterernährung verschiedene leichtere und tiefergreifende Veränderungen im Genitale setzte; in manchen Fällen war eine gewisse zyklische Wandlung der Uterusschleimhaut nachzuweisen, welche aber nicht bis zur Höhe des normalen Prämenstruums gedieh, in anderen Fällen zeigte die Schleimhaut keinen Wandlungsprozeß, aber auch keine wesentliche Rückbildung (ruhende Schleimhaut), und bei einer dritten Reihe von Fällen war sie mehr oder minder hochgradig atrophisch. Daß diesen verschiedenen Schleimhautbildern verschiedene Ovarialveränderungen entsprechen müssen, ist naheliegend. In der Mehrzahl der Fälle waren die Veränderungen, wie auch die weitere Beobachtung der Fälle bewies, einer Wiederherstellung zugänglich, in anderen Fällen waren sie dagegen unheilbar. In diese Gruppen von Amenorrhoen gehören auch jene Fälle, in denen diese Zustände im Zusammenhange mit einem Diabetes, einer schweren Magen-Darmerkrankung und anderen zur Unterernährung führenden Erkrankungen stehen.

Recht interessant sind jene Fälle, in denen es infolge psychischer Einwirkungen zur Amenorrhoe kommt. Plötzlicher Schreck, Angstzustände, Furcht vor einer Gravidität, aber auch der sehnliche Wunsch nach einer Gravidität können den Eintritt der Menstruation verhüten. Während des Krieges, der zu seelischen Erschütterungen reichlich Gelegenheit bot, sah man derartige Amenorrhoen nicht selten. Explosionen in Munitionsfabriken riefen unter den dort beschäftigten Arbeiterinnen geradezu endemisch auftretende Amenorrhoen hervor. Aber auch in Friedenszeiten begegnen wir derartigen psychogenen Amenorrhoen gar nicht selten. Bestehen diese Amenorrhoen noch nicht lange, dann geben sie bei geeigneter Therapie eine günstige Prognose; doch kann es selbst in solchen Fällen im Laufe der Zeit zu unheilbarer Atrophie des inneren Genitales kommen. Den hemmenden Einfluß zerebraler Vorgänge auf die Keimdrüsenfunktion kann man auch bei gewissen Psychosen wahrnehmen; namentlich bei den depressiven Psychosen, wie bei der Melancholie, kann das Ausbleiben der Menstruation die Krankheit und die Wiederkehr der Menses die Heilung einleiten.

Eine Amenorrhoe gehört auch zu den häufigsten Begleiterscheinungen verschiedener endokriner Störungen. Bei den innigen Wechselbeziehungen, die zwischen der Keimdrüse und anderen innersekretorischen Drüsen bestehen, ist dieses Verhalten leicht begreiflich. In einigen derartigen Fällen handelte es sich sicherlich um sekundäre Störungen der Keimdrüsenfunktion, in vielen anderen sind die Veränderungen der Keimdrüsen denen der anderen innersekretorischen Organe koordiniert. Besonders häufig sehen wir eine Amenorrhoe bei Hypophysenerkrankungen. Bei der Akromegalie ist die Keimdrüsenfunktion offenbar nicht tiefgreifend gestört, da auch nach jahrelanger Dauer der Erkrankung eine operative Entfernung des Hypophysentumors die Menstruation wieder herbeiführen kann. Schwerer sind die Veränderungen, welche bei der Dystrophia adiposogenitalis angetroffen werden. Bei dieser Erkrankung findet man nicht bloß eine Amenorrhoe, sondern oft auch eine hochgradige Genitalatrophie. Ganz besonders stark ist diese Genitalatrophie bei der hypophysären Kachexie, der Simmondschen Krankheit, und bei der multiplen Blutdrüsensklerose ausgesprochen, bei der die Hypophyse, die Schilddrüse, die Nebenniere und die Keimdrüsen schwer erkrankt sind. Hier kann die Involution des inneren Genitales so weit gehen, daß der Uterus und die Ovarien kindliche Maße annehmen. Bei Schilddrüsenerkrankungen findet man selten tiefgreifende Störungen der Keimdrüsenfunktion; manchmal tritt im Verlaufe eines Basedows eine Amenorrhoe ein, doch ist dieses Verhalten keineswegs die Regel. Auch Veränderungen der Thymus und des Pankreas haben einen geringen Einfluß auf die Genitalfunktion. Schwerer ist die Einwirkung von Nebennierenerkrankungen, obgleich auch bei diesen nicht selten eine Amenorrhoe vermißt wird. Frauen, die an Morbus Addisonii leiden, können die Menses verlieren, sie können aber auch regelmäßig menstruieren, ja sogar konzipieren und gebären. Unter allen Drüsen mit innerer Sekretion ist es also die Hypophyse, welche den weitaus stärksten Einfluß auf das Genitale ausübt, eine Tatsache, welche auch mit den experimentellen Erfahrungen übereinstimmt.

So mannigfaltig wie die Ursachen der Amenorrhoe sind, sind auch ihre klinischen Begleiterscheinungen. In einer Reihe von Fällen hat die Amenorrhoe keinen nachteiligen Einfluß auf das Allgemeinbefinden. Beobachten wir in solchen Fällen Störungen, so hängen diese nicht von der Amenorrhoe, sondern von dem Grundleiden ab, welches die Amenorrhoe herbeigeführt hat; ein derartiges Verhalten zeigen die Amenorrhoen bei Tuberkulösen, bei Kachektischen, bei Unterernährten, bei Chlorotischen, bei psychisch Gestörten. In anderen Fällen sehen wir dagegen Störungen, welche auf eine starke Beeinträchtigung der Keimdrüsenfunktion oder auf eine sekundäre Schädigung anderer innersekretorischer Drüsen bezogen werden müssen: Nervosität, Wallungen, Schweiße, abnorme Reizbarkeit, Vergeßlichkeit, Trägheit, starke Gewichtsabnahme, Verlust der geschlechtlichen Erregbarkeit, Stuhlträgheit u. dgl. — Aschner führt eine Unzahl von Erkrankungen an, die er unmittelbar mit der Amenorrhoe oder mit dem Mangel des menstruellen Blutabganges zusammenbringt. Daß wir eine derartige Auffassung in diesem Umfange nicht teilen können, daß unserer Ansicht nach sehr viele von Aschner angeführte Erkrankungen nur zufällig mit der Amenorrhoe einhergehen, andere nicht Folgen der Amenorrhoe, sondern ebenso wie diese Folgen einer Grundkrankheit sind, wurde bereits betont.

In Fällen, in denen die Amenorrhoe nur eine belanglose oder unter Umständen sogar nützliche Begleiterscheinung des

Grundleidens (beispielsweise einer Lungentuberkulose) ist, bedarf sie keiner besonderen Behandlung. Anders dagegen in jenen Fällen, in denen sie mit anderweitigen Störungen einhergeht oder in denen sie die Kranken seelisch stark bedrückt. Da die Amenorrhoe kein selbständiges Krankheitsbild, sondern nur ein Symptom ist, so müssen wir in allen Fällen nach dem Grundleiden fahnden und dieses nach Möglichkeit therapeutisch angreifen. In anderen Fällen muß man die Amenorrhoe selbst bekämpfen. Dies geschieht dadurch, daß man einerseits den Hormonmangel durch Zufuhr von Ovarialpräparaten deckt, andererseits die Keimdrüse durch verschiedene Einwirkungen zu stärkerer Leistung anregt.

Die Idee, die gesunkene oder geschwundene Ovarialtätigkeit durch eine Zufuhr von Ovarialsubstanz zu ersetzen, war naheliegend und wurde daher schon seit langem in die Tat umgesetzt. Freilich waren die meisten älteren Ovarialpräparate, deren Herstellung ohne jede experimentelle Grundlage erfolgte, wenig oder gar nicht wirksam, so daß die Ovarialtherapie mehr aus Gewohnheit und in Ermangelung eines Besseren, aber mit wenig Hoffnung auf Erfolg geübt wurde. Erst in letzterer Zeit verfügen wir über eine Testmethode, welche es uns gestattet, die Wirksamkeit eines Ovarialpräparates zu prüfen. Ein wirksames Ovarialpräparat hat nämlich die Fähigkeit, bei kastrierten Mäusen und Ratten im Laufe weniger Tage das Brunststadium hervorzurufen. Wir sprechen nunmehr von Mäuseeinheiten und verstehen unter einer Mäuseeinheit jene Hormonmenge, welche imstande ist, bei einer kastrierten Maus das Brunststadium hervorzurufen. Das Brunststadium erkennt man an einer eigenartigen Umwandlung des Scheidensekretes; dieses besteht außerhalb der Brunst aus kernhaltigen Plattenepithelzellen und Leukozyten, im Brunststadium bloß aus kernlosen Hornschuppen (Schollenstadium). Die neuen Hormonpräparate (Progynon, Menformon oder Folliculin, Panhormon, Hormovar, Glandofolin) sind nach Mäuseeinheiten geeicht. Die Erfolge, die man mit diesen Präparaten bei Amenorrhoen erzielt, sind wohl viel besser als diejenigen, welche man durch die älteren Präparate erreichte, aber nicht in allen Fällen befriedigend; dies hängt offenbar damit zusammen, daß die Verhältnisse beim Menschen komplizierter liegen als beim kastrierten Versuchstiere, welches vollkommen normal veranlagt und gesund ist und einen wohl unentwickelten, aber durchaus entwicklungsfähigen Uterus hat. Auch ist der Hormongehalt einiger Präparate zu niedrig, um starke Wirkungen beim Menschen erwarten zu lassen. Nur das Progynon zeichnet sich durch seinen hohen Gehalt an wirksamem Sexualhormon (250 Mäuseeinheiten in einer Pille) aus. Es ist aber zweifellos, daß wir uns mit der Einführung dieser Präparate auf dem richtigen Wege befinden und bei näherer Auswertung der erforderlichen Dosis und bei entsprechender Auswahl der geeigneten Fälle viel bessere Resultate erzielen werden. Berücksichtigen wir die experimentell einwandfrei erwiesene Tatsache, daß der Hypophysenvorderlappen einen gewaltigen fördernden (protektiven) Einfluß auf die Keimdrüse ausübt, dann gelangen wir zu dem Ergebnisse, daß eine Ovarialsubstitutionstherapie durch Kombination mit Hypophysenpräparaten unterstützt werden sollte. Hypophysenvorderlappenextrakte sind schon im Handel (Präphyson, Antiglandol, Antephysan), haben aber bisher weder beim Menschen noch beim Versuchstier eine besondere Wirksamkeit erwiesen. (Neuestens hat Zondek ein wirksames Hypophysenvorderlappenpräparat hergestellt, das Prolan).

Eine Art Organotherapie stellt auch die Ovarienimplantation dar. Am zweckmäßigsten erscheint die Einpflanzung menschlicher Ovarien. Luesfreiheit der Spenderin ist dabei unbedingt notwendig, Gleichheit der Blutprobe wünschenswert. Die Schwierigkeit, das geeignete Material zur Ovarientransplantation vom Menschen zu bekommen, führte zur Implantation von tierischem Material, das leichter zu haben ist, aber weniger leicht einheilt. So wird in letzter Zeit für die Implantation der Keimdrüsen menschenähnlicher Affen große Propaganda gemacht. Ob dieser Vorschlag besondere Vorteile bieten wird, muß erst die Erfahrung lehren. Daß eine implantierte Keimdrüse dauernd die Funktion der körpereigenen übernehmen könnte, ist nach den bisher vorliegenden Erfahrungen nicht anzunehmen; nach kürzerer oder längerer Zeit wird die überpflanzte Drüse resorbiert, so daß die Ovarienimplantation nur eine Art Organotherapie darstellt, die wir aufgeben werden, wenn wir einmal über genügend wirksame und nicht allzu kostspielige Ovarialpräparate verfügen werden.

In den meisten Fällen müssen wir aus materiellen Gründen auf die teueren und noch nicht auf voller Höhe stehenden modernen Ovarialpräparate verzichten und müssen zu Mitteln greifen, welche seit altersher in dem Rufe stehen, eine Genitalhyperämie hervorzurufen, und als Emenagoga bezeichnet werden. Eines der einfachsten und besten ist das Kalium permanganicum, welches in Pillen zu 0·1 dreimal täglich nach den Mahlzeiten verordnet wird (Kalii permanganici 3·00, Argillae albae qu. s. u. f. pill. Nr. XXX). Sehr gut, aber teuer ist das Eumenol, ein Extrakt aus der chinesischen Tangkuiwurzel (dreimal täglich ein Kaffeelöffel); erwähnenswert sind ferner das Apiol (in Gelatinekapseln zu 0·2), das Johimbin (allein und in verschiedenen Kombinationspräparaten), das Salipyrin, das Santonin, das Indigo (Indigo 60·00, Magisterii Bismuti 15·00; dreimal täglich ein Teelöffel in etwas Wasser), die Aloe und andere drastische Abführmittel.

Zweckmäßig erscheint auch die Kombination der bereits besprochenen Hormontherapie mit der Verabreichung von Emenagogen in der Form, daß man zunächst 14 Tage hindurch die Ovarialpräparate injiziert, dann weitere 14 Tage Emenagoga verordnet. Wo man die modernen teuren Ovarialpräparate aus materiellen Gründen nicht anwenden kann, wird man zu den älteren Fabrikspräparaten als Notbehelf greifen. Unter diesen erwähnen wir das Ovosan, das Dynotabs 101 (Thypit-Ovarium = Ovarium + Hypophyse + Thyreoidea) der österreichischen Sanabowerke, das Agomensin der Firma Ciba, das Oophorin der Firma Freund & Redlich, die Tabulettae ovarii Richter, ohne etwa die vielen anderen, meistens gleichwertigen Präparate herabsetzen zu wollen.

Sehr beachtenswerte Fälle erzielt man in Fällen von Amenorrhoe durch eine schwache **Röntgenbestrahlung der Hypophyse**. Nicht selten tritt nach einer derartigen Bestrahlung die Periode ein und kehrt längere Zeit hindurch in regelmäßigen Intervallen wieder. Noch günstiger sind die Resultate bei Frauen, bei denen die Periode verspätet, sehr schwach oder in unregelmäßigen Intervallen auftritt. In solchen Fällen wird die Menstruation nach der Hypophysenbestrahlung sehr oft regelmäßig und normal stark. Daß bei dieser Behandlung häufig auch dysmenorrhoische Beschwerden verschwinden, sei als ein in der Praxis sehr schätzenswerter Gewinn hervorgehoben, wenngleich dieser Erfolg wahrscheinlich nicht eine unmittelbare Wirkung der Hypophysenbestrahlung ist, sondern der Befriedigung über die Regulierung der Menstruation und anderen psychischen Einflüssen zuzuschreiben ist. Wie wir uns den zweifellosen Einfluß der Schwachbestrahlung der Hypophyse vorzustellen haben, ist nicht ganz klar. Wir wissen wohl, daß die Hypophyse einen mächtigen Einfluß auf die Tätigkeit der Keimdrüse ausübt und jede Veränderung der Hypophyse eine Rückwirkung auf das Ovarium hat. Ob aber die Röntgenbestrahlung gewisse Elemente in der Hypophyse schädigt, ob die der anfänglichen Schädigung folgende Regeneration über das Ziel schießt und eine Reizwirkung auf das Ovarium ausübt oder ob es nur darauf ankommt, daß das Ovarium irgend einen Impuls erhält, das sind bisher ungelöste Fragen.

Dieselbe Unsicherheit befällt uns, wenn wir die zweifellose Wirkung einer schwachen **Ovarial-Röntgenbestrahlung** erklären sollen. Im Gegensatze zu der ursprünglichen Ansicht, daß es sich dabei um eine Reizwirkung auf die Ovarien handle (Reizbestrahlung), stehen viele Autoren mit Holzknecht auf dem Standpunkte, daß es überhaupt keine Röntgen-Reizdosis, sondern immer nur eine schädigende Dosis gebe. Wie dem auch sei, daß man in einzelnen Fällen durch schwache Röntgenbestrahlungen der Ovarien Amenorrhoen und Oligomenorrhoen, ja sogar eine ovarielle Sterilität heilen kann, ist nach den vorliegenden Erfahrungen nicht zu bezweifeln. Doch ist die richtige Dosis sehr schwer zu treffen, da die funktionsschwachen Ovarien eine sehr verschiedene Röntgenempfindlichkeit zeigen. Man läuft daher selbst bei Anwendung schwacher Dosen Gefahr, den letzten Rest funktionsfähigen Ovarialgewebes zu vernichten. Noch eine andere Gefahr der direkten Ovarienbestrahlung sei hervorgehoben, das ist die Möglichkeit einer Keimplasmaschädigung, einer Schädigung der Nachkommenschaft, die durch die bisher vorliegenden Beobachtungen nicht erwiesen, aber auch keineswegs widerlegt werden konnte. Daß man aber in Fällen, in denen sich hinter einer Amenorrhoe eine verkannte Schwangerschaft verbirgt, schwere Röntgenschädigungen des Embryos hervorrufen kann, ist durch eine Reihe trauriger Erfahrungen erwiesen. Aus diesem Grunde kann vor der sogenannten Röntgenreizbestrahlung der Ovarien geschlechtsreifer Frauen nur gewarnt werden.

8. Zu häufige und zu starke Uterusblutungen.

Die Uterusblutungen kann man in zwei große Gruppen einteilen, erstens in solche, welche im Laufe der Gestationsperiode (Schwangerschaft, Geburt und Wochenbett) auftreten und zweitens in Blutungen, die mit der Gestation keinen Zusammenhang haben. Die letztere Gruppe kann wieder in drei Untergruppen gegliedert werden: in Blutungen, die von den zyklischen Vorgängen im Genitale abhängen und mit der normalen Menstruationsblutung wesensverwandt sind, dann in Blutungen, die auf grobe Gefäßzerreißungen zurückzuführen sind und pathologischen Prozessen im Uterus selbst (Karzinom, Sarkom, Polyp, submuköses Myom, Apoplexie, Verletzung) ihren Ursprung verdanken, und endlich Blutungen, die auf Allgemeinerkrankungen zurückzuführen sind, auf einer Durchlässigkeit der Kapillaren beruhen und sich nicht bloß auf den Uterus beschränken, sondern sich auch in anderen Organen abspielen können (Sepsis, Cholämie, Leukämie, perniziöse Anämie usw.). Hier haben wir uns nur mit den Blutungen zu befassen, welche der ersten Untergruppe, den von den zyklischen Vorgängen im Genitale abhängigen Blutungen, angehören. Nahezu alle hieher gehörigen Blutungen lassen sich auf dasselbe ursächliche Prinzip wie die normale Menstruation zurückführen. Nur von einer verhältnismäßig seltenen Form kann man dies nicht behaupten; es sind dies leichte, selten stärkere Blutabgänge, welche ungefähr in der Mitte zwischen zwei Menstruationen erfolgen und als Zwischenblutungen bezeichnet werden. Es ist möglich, ja sogar wahrscheinlich, daß diese Blutungen den leichten Blutabgängen analog sind, die man bei manchen Tieren auf der Höhe der Brunst beobachtet. Bewiesen ist diese Annahme bisher nicht, sie muß daher vorläufig als Hypothese gelten. Die Zwischenblutungen sind meistens geringfügig; sie können aber auch so stark sein, daß sie von einer normalen Menstruation nicht zu unterscheiden sind. In diesen Fällen geben die Patientinnen an, daß sich ihre Periode, welche früher alle vier Wochen eingetreten wäre, alle 14 Tage einstelle. Dauern diese Blutungen längere Zeit an, dann bluten die Patientinnen nahezu den ganzen Monat, wenn auch mit wechselnder Stärke.

Alle Blutungen, die irgend einen kausalen Zusammenhang mit dem menstruellen Zyklus haben, sind von der Ovarialtätigkeit abhängig und werden deshalb auch als ovarielle oder richtiger als ovariogene Blutungen bezeichnet. Erinnern wir uns nur, daß die zur Menstruationsblutung erforderliche Vorbereitung der Schleimhaut durch den reifenden Follikel und durch das Corpus luteum, die Menstruationsblutung durch den Tod der unbefruchtet gebliebenen Eizelle und durch die Rückbildung des Corpus luteum hervorgerufen wird; erinnern wir uns, daß der Stillstand der Blutung sowie die Regeneration der zerstörten Schleimhaut einerseits der Erschöpfung der zerstörenden Kräfte, andererseits dem Proliferationsreize zuzuschreiben ist, welcher vom wachsenden Follikel ausgeht; rufen wir uns ferner ins Gedächtnis, daß ein regelrechter Ablauf dieser Vorgänge nur dann möglich ist, wenn der ovarielle Regulationsmechanismus gut funktioniert, wenn jeweils die stärkste, kräftigste Eizelle zur Entwicklung kommt und diese imstande ist, die Entwicklung aller anderen schwächeren Eizellen solange niederzuhalten, als sie befruchtet oder befruchtungsfähig ist. Funktioniert aber dieser automatische Regulationsmechanismus nicht, beherbergt der Eierstock keine Eizellen verschiedener „Virulenz", ist die zuerst zur Entwicklung gelangende Eizelle zu schwach, um die Entwicklung der anderen zu hemmen, dann reifen mehrere Follikel nebeneinander heran. Infolge dieser schädlichen Konkurrenz gelangen sie nicht zur vollen Reife, zur Berstung und zur Corpus-luteum-Bildung. Dadurch geraten aber auch die sekundären Veränderungen in der Uterusschleimhaut in Unordnung. Die miteinander konkurrierenden Eizellen sterben vorzeitig ab, die Corpus-luteum-Bildung bleibt aus. Hemmungslos rücken andere Follikel nach, um bald dasselbe Schicksal zu erleiden, das ihre Vorgänger betroffen hat. Das Heranwachsen von Follikeln regt Wachstumsprozesse in der Uterusschleimhaut an, der Tod einer oder mehrerer Eizellen löst den Zerfall der Schleimhaut und damit eine Blutung von menstruellem Charakter aus. Beide Prozesse greifen in der Folge wirr ineinander. Die Aufbauarbeit der reifenden Follikel wird durch die Zerstörungsarbeit der absterbenden vereitelt. Die einmal in Gang gebrachte Blutung hört erst dann auf, wenn das chaotische Durcheinander im Ovarium entweder von selbst oder unter dem Einflusse unserer Therapie den normalen, geregelten Vorgängen Platz gemacht hat.

Die Ovarien zeigen in diesen Fällen charakteristische Verhältnisse (Abbildung 6). Sie sind in der Regel größer und weisen in der Rinderzone zahlreiche hirsekorn- bis erbsengroße Zystchen auf, welche in extremen Fällen das Ovarium wabenförmig durchsetzen. Die Zystchen entsprechen Follikeln, welche entweder in Proliferation oder bereits in Rückbildung begriffen sind. Verschiedenste Stadien des Wachsens und Vergehens können nebeneinander anzutreffen sein. Sehr häufig, wenn auch nicht immer, fehlt in diesen Ovarien ein Corpus luteum. Dieser Umstand weist darauf hin, daß die Follikel in diesen Fällen nicht ihr Endstadium erreicht haben, sondern vorzeitig zugrunde gegangen sind. In Fällen, in denen es doch zu einer Corpus-luteum-Entwicklung gekommen ist, ist das Corpus luteum verkümmert oder entzündlich verändert, also offenbar in seiner Funktionsfähigkeit beeinträchtigt.

Die Veränderungen, welche die Ovarien in Fällen ovariogener Blutungen zeigen, unterscheiden sich im wesentlichen nicht sehr von den Veränderungen, welche man bei manchen Fällen von Amenorrhoe antrifft. Der ganze Unterschied besteht darin,

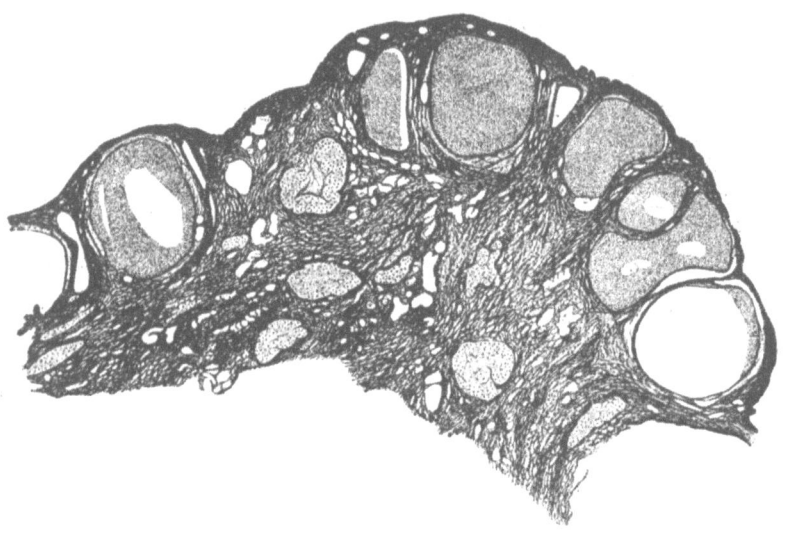

Abbildung 6. Kleinzystische Degeneration des Ovariums.

daß bei der Amenorrhoe die Follikelreifung nicht so weit wie bei den ovariogenen Blutungen geht, daß es daher auch nicht zur Produktion prämenstrueller, proteolytischer Fermente in der Uterusschleimhaut kommt, welche diese zerstören oder zum Bluten bringen könnten. Beide Prozesse, ovariogene Amenorrhoe und ovariogene Blutungen, sind voneinander bloß graduell verschieden. Sie sind keine wesentlichen, sondern nur klinische Gegensätze, beide sind Symptome einer überstürzten, chaotischen Tätigkeit funktionell minderwertiger Ovarien. Es wird daher denjenigen, der sich diese Auffassung zu eigen gemacht hat, nicht wundern, wenn wir so häufig Fällen begegnen, bei denen Perioden von Amenorrhoe mit Perioden langdauernder Blutungen abwechseln.

Früher hat man gewisse ovariogene Blutungen in Ermanglung eines besseren Verständnisses als Symptom einer Hämophilie angesehen. Ein genaueres Studium dieser Frage ergab jedoch, daß es keine Hämophilie beim Weibe gibt. Daher muß die Annahme näherer Beziehungen zwischen Uterusblutungen und Hämophilie fallen gelassen werden. Übrigens bedürfen wir einer derartigen Annahme gar nicht, denn die Einsichtnahme in das Wesen der normalen menstruellen Blutung hat auch den Einblick in das Wesen der krankhaften Blutungen erschlossen.

Am reinsten ist der Charakter der ovariogenen Blutungen bei den sogenannten Pubertätsblutungen gewahrt. Man beobachtet diese Pubertätsblutungen bei Mädchen, die entweder schwächlich, blaß, chlorotisch sind, oder seltener bei Mädchen, welche infolge ihrer auffallenden Größe, ihrer Fettleibigkeit, ihrer roten Wangen dem Laien besonders gut entwickelt und vorzeitig gereift erscheinen. Eine nähere Untersuchung ergibt aber, daß diese Mädchen trotz ihres scheinbar blühenden Aussehens kraftlos, müde und widerstandsunfähig sind und mancherlei Zeichen genitaler Hypoplasie aufweisen; sie erinnern einigermaßen an die eunuchoiden Knaben, die man im Pubertätsalter nicht selten antrifft. Der Uterus ist bei beiden Mädchentypen in der Regel klein oder auch klein und schmal, verläuft entweder gestreckt oder ist spitzwinkelig anteflektiert; die Uterusschleimhaut ist niedrig, so daß man bei der Kurettage nur sehr wenig Material gewinnt. Die Pubertätsblutungen beschränken sich manchmal auf eine Verstärkung und Verlängerung der Menstruation, dauern in anderen Fällen wochen- und monatelang an und können in schweren Fällen lebensbedrohlich werden. Wiederholt wurden Fälle beschrieben, die tödlich verliefen oder in denen der Tod nur durch einen verstümmelnden Eingriff verhütet werden konnte. Häufig wechseln Pubertätsblutungen mit längerdauernder Amenorrhoe ab.

Während die Pubertätsblutungen durch Ovarien verursacht werden, welche die normale Reife noch nicht erlangt haben, treten die klimakterischen Blutungen bei Frauen auf, welche die Geschlechtsreife bereits eingebüßt haben. In beiden Fällen handelt es sich um Ovarien, die funktionsschwach sind;

in beiden Fällen äußert sich die Funktionsschwäche in einem Wechsel von Amenorrhoe und langdauernden Blutungen, die zu hochgradigster Anämie führen können.

Die Ovarien von Frauen, welche an klimakterischen Blutungen leiden, bieten entweder das bereits erwähnte Bild der zystischen Degeneration oder enthalten ein bis zwei kirschen- bis wallnußgroße Follikel, während der andere Teil der Ovarien klein und geschrumpft erscheint. Ein Corpus luteum fehlt oder ist nur kümmerlich entwickelt. Sehr verschiedenartig sind die Veränderungen, welche wir am Uterus antreffen. In einigen Fällen ist der Uterus nur wenig oder gar nicht vergrößert, seine Wand dick und aufgelockert. Die Schleimhaut ist hoch, zeigt porige Grübchen an der Oberfläche und bietet bei der mikroskopischen Untersuchung das typische Bild der hyperplastischen Schleimhaut. In einer Reihe von Fällen — es sind vor allem die Fälle mit einzelnen größeren Follikelzysten in den Ovarien — ist die Schleimhaut mächtig gewuchert, zottig polypös und erinnert lebhaft an das Aussehen eines drüsigen Korpuskarzinoms. Die zottige, leicht zerreißliche Schleimhaut ragt häufig in Form durchbluteter, polypöser Fortsätze bis in den erweiterten Zervikalkanal. Mikroskopisch sieht man eine hochgradige Vermehrung der Drüsenschichte, welche mit ihrem Formenreichtum ein bizarres Bild darbiete; einzelne Drüsen sind eng, andere erweitert, ja sogar in kleine Zysten umgewandelt. Das Stroma ist an einzelnen Stellen sehr dicht, an anderen ödematös. Blutaustritte, Thromben und Nekrosen machen das Bild noch mannigfaltiger. Die Uterusmuskulatur ist verdickt, ödematös. Schröder reservierte für diese Form der klimakterischen Schleimhautveränderungen den seinerzeit viel weiter gefaßten Ausdruck „Metropathie". Auch der Ausdruck „Adenohyperplasie" wird für dieses Krankheitsbild gebraucht.

In einer dritten Reihe von Fällen handelt es sich um Uteri, deren Schleimhaut tief in die Muskulatur, ja sogar bis zur Serosa vordringt; die Uteruswand ist dabei mehr oder minder stark verdickt. Man bezeichnet dieses Krankheitsbild, dem erst in den letzten Jahren Interesse und Verständnis entgegengebracht wurde, als Adenomyosis. Frauen mit Adenomyosis uteri klagen über starke Blutungen, Ausfluß, Kreuzschmerzen, Drängen nach unten, Harndrang, Magenbeschwerden, kurz: über das große Heer von Symptomen, welche man früher unter dem Namen der chronischen Metritis zusammenfaßte. Auch heute gebrauchen wir diesen Ausdruck, wenngleich ihm der ursprüngliche Sinn entzogen wurde. Wir wissen, daß es sich dabei nicht um entzündliche Vorgänge in der Uteruswand handelt, sondern daß das Wesentliche in einer starken venösen Hyperämie und ödematösen Durchtränkung der Uteruswand mit sekundärer Bindegewebsvermehrung besteht; entzündliche Veränderungen sind nur gelegentliche und unwesentliche Nebenbefunde. Die chronische Metritis findet sich nicht bloß bei klimakterischen Frauen, sondern auch bei Frauen zwischen dem 30. und 40. Jahre. Lange ausgeübter Coitus interruptus, mangelnde oder mangelhafte sexuelle Befriedigung, chronische Obstipation, Enteroptose, Fettsucht, kardiale und hepatale Stauungszustände können zu einer Dauerhyperämie der Beckenorgane und damit zur chronischen Metritis führen. Die Blutungen, welche wir bei Frauen mit chronischer Metritis beobachten, sind profus, behalten aber gewöhnlich den menstruellen Typus. Die Dauerhyperämie des Ovariums regt diese Blutungen an, wobei sie durch die Hyperämie des Uterus wirksam unterstützt wird.

Sehr häufig finden wir ovariogene Blutungen bei Frauen, die an entzündlichen Adnexerkrankungen leiden. Wir wissen heutzutage, daß die alte Auffassung von der Existenz einer Endometritis haemorrhagica, einer zu Blutungen führenden Entzündung der Uterusschleimhaut, unrichtig ist und daß entzündliche Erkrankungen des Genitales erst dann zu Blutungen führen, wenn sie auf die Adnexe, speziell auf die Ovarien übergegriffen haben. Solange eine Entzündung auf den Uterus beschränkt ist, behält die Menstrualblutung ihre Regelmäßigkeit bei und ist meistens auch nicht stärker als in der Norm. Ist aber eine Entzündung der Adnexe hinzugetreten, dann kommt es zu starken, langdauernden, häufig auch zu unregelmäßigen Blutungen; durch die entzündliche Erkrankung wird das Ovarium schwer geschädigt, die Proliferation der Follikel angeregt, aber ihre Lebensfähigkeit beeinträchtigt. Das Corpus luteum wird oft infiziert und dadurch außer Funktion gesetzt. Auch wenn der akute Prozeß ausgeheilt ist, dauern die Störungen der Ovarialfunktion an. Das Ovarium ist in Verwachsungen eingehüllt, welche die normale Entwicklung der Follikel stören, ihr Platzen verhindern und die Corpus-luteum-Bildung beeinträchtigen. Solche Ovarien sind häufig durch zystische Follikel stark vergrößert und bilden eine nicht leicht versiegende Quelle von Schmerzen und von Störungen des menstruellen Zyklus.

Zu den ovariogenen Blutungen müssen wir nach unseren heutigen Anschauungen auch die **Myomblutungen** zählen. Während man früher die Ursache dieser Blutungen in lokalen Zirkulationsstörungen suchte, sind wir heute davon überzeugt, daß diese lokalen Zirkulationsstörungen nur eine untergeordnete Rolle in der Ätiologie der Myomblutungen spielen. Die Hauptursache dieser Blutungen ist vielmehr in übergeordneten Veränderungen der Ovarien zu suchen, welche bei Myomkranken häufig auffallend groß und „kleinzystisch" verändert sind. Die Ovarien sind es, welche die Myomentstehung auslösen, das Myomwachstum befördern und die Myomblutungen verursachen. Ihre Ausschaltung hat eine Schrumpfung der Myome und ein Versiegen der Blutungen zur Folge. Natürlich müssen Myomkeime im Uterus vorhanden sein, wenn Myome entstehen sollen. Wirkt derselbe ovarielle Reiz auf einen Uterus ein, der keine Myomkeime beherbergt, dann kommt es zu einer diffusen Vergrößerung des Uterus, zu einer „chronischen Metritis", in extremen Fällen zu einer monströsen Vergrößerung des Uterus („diffuses Myom").

In neuester Zeit lernten wir ein neues Krankheitsbild kennen, bei dem protrahierte ovariogene Blutungen im Vordergrund des Symptomenkomplexes stehen. Es handelt sich um die Störungen, die durch sogenannte **Corpus-luteum-Zysten** hervorgerufen werden. Frauen, bei denen die Periode 6 bis 8 bis 10 Wochen ausblieb, beginnen zu bluten, bluten mehrere Wochen hindurch, ohne daß die Blutungen einen höheren Grad erreichen würden. Bei der Untersuchung findet man neben dem Uterus einen kugelrunden, zystischen Tumor, der nicht schmerzhaft ist. Verwechslungen dieses Krankheitsbildes mit einem inkompletten Abortus, mit einer Extrauteringravidität, mit einem entzündlichen Adnextumor kommen häufig vor. Die Ansichten über das Wesen dieser Ovarialzysten, über ihren histologischen Aufbau und über die Deutung der Blutungen sind noch nicht geklärt. Die ursprüngliche Annahme geht dahin, daß der Störung ein zystisches Corpus luteum persistens zugrunde liege, welches den Eintritt der Menstruation längere Zeit hindurch hemme. Das verzögerte Einsetzen der normalen Follikelreifung hindert den rechtzeitigen Stillstand der Blutung. Sind auch die Ansichten über das Wesen des Prozesses und über das Wesen der Ovarialveränderung geteilt, so besteht doch kein Zweifel, daß es sich um ein einheitliches Krankheitsbild handelt, dessen Kenntnis von praktischer Bedeutung ist. Der Mangel an Schmerzen, die kugel- oder eirunde Form des Tumors, seine zystische Konsistenz, der Mangel eines Blutergusses im Douglas lassen meistens die Diagnose auch ohne Leibschnitt stellen.

Zum Schlusse seien die Blutungen erwähnt, welche man gelegentlich bei alten Frauen mit O v a r i a l k a r z i n o m e n beobachtet. Auch hier handelt es sich um ovariogene Blutungen. Der hormonale Reiz geht in diesen Fällen vom Geschwulstgewebe aus. Das Geschwulstgewebe übt also eine innersekretorische Tätigkeit aus, eine Erscheinung, für die wir manche Analogien in der Pathologie besitzen. Diese postklimakterischen Blutungen sind von praktischer Bedeutung. Wenn wir bei einer Frau, die schon längere Zeit nach der Menopause ist, Ovarialtumoren und eine Genitalblutung antreffen, können wir mit großer Wahrscheinlichkeit die Diagnose eines Ovarialkarzinoms stellen.

Bei der Behandlung zu häufiger und zu langdauernder Blutungen hat sich uns eine länger fortgesetzte Hydrastistherapie gut bewährt. Es empfiehlt sich in solchen Fällen, dreimal täglich, 10 Tropfen Extract. fluid. Hydrastid. Canadensis außerhalb der Blutungen und dreimal täglich 20 Tropfen davon während der Blutungen zu geben. Diese Behandlung wird ungefähr vier Wochen hindurch fortgesetzt. Reicht Hydrastis nicht aus, dann kann ihre Wirkung durch Pituitrininjektionen verstärkt werden (täglich 1 bis 2 bis 3 Originalampullen subkutan oder intramuskulär). Selbstverständlich soll man in allen derartigen Fällen nach der Ursache der Menstruationsstörung fahnden und diese (Masturbation, Coitus interruptus, sonstige Anomalien der sexuellen Befriedigung, Stauungszustände im Unterleibe, Obstipation, Myome, Polypen) zu beheben suchen.

Die Behandlung der ovariogenen Blutungen ist entsprechend der Mannigfaltigkeit der zugrundeliegenden Krankheitsbilder recht verschieden. Bei den Pubertätsblutungen handelt es sich um jugendliche Individuen, deren Geschlechtsapparat wir durch keinerlei verstümmelnde Operationen verunstalten, deren Zukunft wir durch keine die Nachkommenschaft gefährdende Maßnahmen beeinträchtigen sollen. Wir werden daher in allen Fällen, in denen die Blutung keinen lebensbedrohlichen Charakter annimmt, mit medikamentösen Verfahren auszukommen suchen. Dazu gehören die Hydrastispräparate (Extract. fluid. Hydrast. Canadens., Hydrastinin-Bayer, Erystypticum-Roche, das ist eine Kombination von Hydrastis und Secacornin, ferner Stypticin, Styptol), während das Ergotin und seine Ersatzpräparate nach meinen Erfahrungen bei ovariogenen Blutungen versagen. Sehr vorteilhaft ist eine Kombination der genannten Präparate mit Injektionen von Hypophysenhinterlappenextrakt (Pituisan, Hypophysin, Glanduitrin, Hyophysin, Pituglandol usw.); man injiziert täglich mindestens einmal, womöglich aber zwei- bis dreimal eine Originalampulle subkutan oder intramuskulär. Manchmal tritt nach der Injektion eine starke Blässe auf, die auf eine Kontraktion der Kopfgefäße zurückzuführen ist, aber keinen Anlaß zu einer Beunruhigung bietet. Intravenöse Injektionen von Hypophysenhinterlappenpräparaten sind bei den ovariogenen Blutungen weder notwendig noch zweckmäßig. Die Injektion von Pituitrin kann man nach Wermer durch eine Anregung der endogenen Pituitrinbildung ersetzen oder unterstützen; diese erzielt man durch Diuretica, welche imstande sind, dem Organismus Wasser zu entziehen; der Organismus wehrt sich gegen einen stärkeren Wasserverlust durch eine vermehrte Absonderung von Pituitrin, welches die Wasserausscheidung zu hemmen vermag und die gleiche blutstillende Wirkung wie das von außen eingebrachte Pituitrin ausübt. Bisher wurden zu diesem Zwecke Euphyllin (intravenöse Injektion von ein bis zwei Kubikzentimetern der käuflichen Ampullen = 0·24 bis 0·48 Euphyllin), Urea (zweimal täglich 20·0, innerlich) und Theacylon (intern drei- bis viermal 0·5 pro die) mit befriedigendem Erfolge verwendet. Zweckmäßig ist die Unterstützung der Wirkung dieser styptischen Mittel durch Kalziumpräparate (Calcium Sandoz ein bis zwei Kaffeelöffel täglich, Calcium chloratum 8·0 pro die, Calcium lacticum 6·0 bis 8·0 u. dgl.).

Von der weder experimentell noch theoretisch begründeten Vorstellung ausgehend, daß das Corpus luteum die Menstruationsblutung hemme, wurden zahlreiche Corpus-luteum-Präparate als Heilmittel gegen ovariogene Blutungen empfohlen; so das Luteosan, das Sistomensin, das Hämolutein, das Luteoglandol, das Corpus luteum Richter. Die meisten dieser Präparate kommen sowohl in Tabletten wie in Ampullen in den Handel; in die Augen springende Erfolge haben wir von diesen Präparaten nie gesehen; man kann sie aber immerhin zur Unterstützung anderer Heilbehelfe heranziehen.

Weitere Hilfsmittel, zu denen wir bei hartnäckigen Blutungen greifen, sind subkutane Injektionen von 10 bis 20 Kubikzentimetern Pferde- oder von ebensoviel Rinderserum (Berücksichtigung früherer Seruminjektionen, in welchem Falle man 3 Stunden vor der eigentlichen größeren therapeutischen Injektion eine vorbereitende intramuskuläre Injektion von einem Kubikzentimeter desselben Serums machen muß, um anaphylaktische Komplikationen zu verhüten), von Eigenserum oder Eigenblut (20 Kubikzentimeter pro dosi) oder von Gelatine (30 bis 40 Kubikzentimeter subkutan). Sehr oft versagen aber diese Mittel. Wesentlich zuverläßlicher ist die Röntgenbestrahlung der Leber und der Milz, deren blutstillende Wirkung in ein bis zwei Tagen einzutreten pflegt und sich besonders in Fällen bewährt, in denen eine Thrombopenie nachzuweisen ist; in einzelnen schweren Fällen von Thrombopenie wurde sogar eine Milzexstirpation mit gutem Erfolge vorgenommen.

Es ist ein sehr naheliegender Gedanke, die ovariogenen Blutungen durch Ausschaltung der Ovarialfunktion zum Versiegen zu bringen, zumal wir heute über ein einfaches, unblutiges Verfahren verfügen, die R ö n t g e n b e h a n d l u n g. In Fällen, in denen es sich um Frauen im klimakterischen Alter handelt, machen wir von diesem Verfahren ausgiebigen Gebrauch; aber auch in diesen Fällen ist man von den früher verwendeten massiven Dosen, welche in kurzer Zeit, womöglich in einer Sitzung, zur Kastration führten, abgekommen. Die Ausfallserscheinungen, welche in der Regel nach der Röntgenbestrahlung auftreten, sind wesentlich heftiger als die Beschwerden der normalen Klimax und können den bestrahlten Frauen Jahre ihres Lebens vergällen. Heute begnügt man sich mit der Herstellung einer Amenorrhoe, die vorübergehend oder auch dauernd sein kann. Gewöhnlich treten nach der Bestrahlung noch ein bis zwei Menstruationen auf; die dritte bleibt meistens aus. Ist dies nicht der Fall, dann kann man die gewünschte Wirkung durch eine leichte Nachbestrahlung erreichen. Die Beschwerden, welche nach einer derart durchgeführten Bestrahlung auftreten, sind auf ein Minimum reduziert. Bestrahlt man die Ovarien während einer Blutung, dann wird diese noch heftiger und kann sogar so intensiv werden, daß sie ein sofortiges chirurgisches Eingreifen erfordert. Man muß daher in solchen Fällen der Ovarialbestrahlung eine Leber-Milz-Bestrahlung vorausschicken, um peinliche Überraschungen zu vermeiden. Die Erklärung, welche wir für die Entstehung der ovariogenen Blutungen gegeben haben, läßt sich mit der anfänglich blutungbefördernden Wirkung der Ovarialbestrahlung leicht in Einklang bringen. Die Zerstörung zahlreicher Eizellen durch die Röntgenstrahlen ist ein zureichender Grund für die Verstärkung der bestehenden Blutung. Bei jungen Mädchen und Frauen sind wir aber mit der Röntgenbestrahlung der Ovarien äußerst zurückhaltend, weil wir fürchten müssen, daß die Röntgenstrahlen eine schwere Schädigung der Nachkommenschaft herbeiführen können. Es ist daher ein Gebot der Vorsicht, in allen Fällen, in denen die Möglichkeit einer Fortpflanzung besteht, von einer Röntgenbestrahlung der Ovarien Abstand zu nehmen. Nur bei Frauen, die an einer beiderseitigen entzündlichen Adnexerkrankung leiden und infolge dieses Leidens voraussichtlich steril bleiben werden, können wir gelegentlich die Röntgenstrahlen sowohl zur Blutstillung wie zur Behandlung des Entzündungsprozesses heranziehen; dies gilt namentlich für die tuberkulösen und in geringerem Grade auch für die gonorrhoischen Adnexerkrankungen. In der Regel zwingen uns die Blutungen, welche bei entzündlichen Adnexerkrankungen vorkommen, weder zur Röntgenbestrahlung noch zu operativen Maßnahmen, da sie gewöhnlich auf eine Kombination von Hydrastis und Pituitrin gut ansprechen.

Bei anderen Formen von ovariogenen Blutungen, vor allem bei den Pubertätsblutungen und den klimakterischen Blutungen, kommen wir dagegen mit den konservativen Behandlungsmethoden nicht immer aus. Manchmal müssen wir wegen des lebensbedrohlichen Charakters der Blutung oder wegen Versagens der angewendeten Maßnahmen zur operativen Behandlung greifen. Mit dem einfachsten operativen Verfahren, der Kurettage, brauchen wir nicht sehr zurückhaltend zu sein; nur bei entzündlichen Adnexerkrankungen sollen wir sie vermeiden. Bei klimakterischen Blutungen greifen wir schon aus diagnostischen Gründen (Karzinom!) gerne zu diesem Verfahren und bringen damit häufig die Blutung nicht bloß vorübergehend, sondern auch dauernd zum Stillstande. Namentlich bei der Adenohyperplasie (Metropathie nach Schröder) ist die Kurettage nicht selten von guter und nachhaltiger Wirkung. Bei virginellen Mädchen mit Pubertätsblutungen sind wir begreiflicherweise mit der Kurettage zurückhaltender. Wir sollen sie aber bei lebensbedrohlicher Blutung auch in solchen Fällen anwenden, da man damit wenigstens vorübergehend die Blutung stillt und Zeit zur Anwendung anderer langsamer wirkender Maßnahmen gewinnt.

Bei den klimakterischen Blutungen, bei chronischer Nephritis, namentlich aber bei Myomblutungen müssen wir nicht selten zu anderen operativen Verfahren unsere Zuflucht nehmen. Dazu gehört die abdominale oder auch die vaginale Korpusamputation, welche bei richtiger Technik gute Resultate gibt und gar nicht selten die Erhaltung einer leichten Periode ermöglicht. In Fällen, in denen die Portio nicht ganz normal ist oder entzündliche Veränderungen an den Adnexen vorhanden sind, soll man dagegen die abdominale oder vaginale Totalexstirpation des Uterus vorziehen. Die Ovarien sind womöglich zu erhalten, um Ausfallserscheinungen zu verhüten. Ausfallserscheinungen, die nach der Entfernung des Uterus, trotz Belassung der Ovarien, auftreten, sind entweder auf die natürliche Klimax oder auf Ernährungsstörungen der Ovarien zurückzuführen, die durch technische Fehler bedingt sind.

Für die Myomtherapie können im allgemeinen folgende Regeln gelten: Kleine Myome, die keine Beschwerden machen, erfordern keine Behandlung; dies gilt namentlich für Frauen im klimakterischen Alter, bei denen man mit dem baldigen Eintritte der Klimax und einer klimakterischen Schrumpfung des myomatösen Uterus rechnen kann. Freilich muß man in Betracht ziehen, daß bei Myomfällen die Menses erst im späteren Alter, zwischen dem 48. und 55. Jahre, aufhören. Sehr große Myome, dann Myome, die auf Malignität verdächtig sind, und nekrotische, infizierte und submuköse Myome verlangen eine operative Behandlung. Bei kleineren Myomen, sowie bei Myomen im klimakterischen Alter wird die Rücksicht auf den Allgemeinzustand der Patientin und ihre Wünsche für die Wahl zwischen einer Operation und einer Röntgenbehandlung maßgebend sein.

Corpus-luteum-Zysten bedürfen keiner besonderen Behandlung. Die durch sie hervorgerufenen Blutungen sind nicht stark und können medikamentös behandelt werden. Sie erfordern aber eine sorgfältige Beobachtung, um Verwechslungen mit einer Extrauteringravidität zu vermeiden. Bei den Blutungen älterer Frauen, die durch Ovarialkarzinome bedingt sind, ist die Therapie durch die Natur des Grundleidens gegeben. Sie kann selbstverständlich nur eine operative sein.

Schließlich müssen wir die Tatsache hervorheben, daß in einzelnen Fällen uterine Blutungen psychogener Natur sind und durch eine Psychotherapie beseitigt werden können. Als Beispiel sei eine Frau erwähnt, die wochenlang unregelmäßig blutete, ohne daß im Genitale etwas Abnormes zu finden gewesen wäre. Eine genauere Anamnese ergab, daß der Mann der Patientin ein Trunkenbold und Taugenichts sei und die Patientin einen Widerwillen gegen den Geschlechtsverkehr mit diesem Mann habe. Da sie die Blutung vor dem Geschlechtsverkehr mit ihrem Mann schützte, war sie ihr im Grunde genommen gar nicht unerwünscht. Eine Aufklärung dieses Zusammenhanges brachte die Blutung ohne weitere Maßnahmen zum Stillstande. Die Periode war von da an regelmäßig und zeitlich normal begrenzt. Ähnliche Fälle sind wahrscheinlich gar nicht so selten, als man von vornherein glauben würde; sie werden aber nur dann entdeckt und entsprechend behandelt, wenn man gewohnt ist, Frauenleiden nicht nur als lokale Erkrankungen zu betrachten, und wenn man durch eingehende Berücksichtigung aller Umstände des Einzelfalles einen richtigen Blick für psychogene Leiden gewonnen hat.

Daß Angst, Schreck und ähnliche psychische Affekte Blutungen auslösen können, ist jedem Gynäkologen bekannt, wird aber bei der Beurteilung anderer Blutungen, bei denen das psychische Trauma nicht so klar zutage tritt, in der Regel nicht berücksichtigt. Ein zweites Beispiel möge den Einfluß der Psyche auf die Stärke und Dauer der menstruellen Blutungen erläutern. Eine 32jährige Kaufmannsgattin, die zwei Geburten und einen Abortus durchgemacht hat, leidet seit acht Jahren an einer Dysmenorrhoe, zeitweise auch an langdauernden Blutungen und zahlreichen anderen Unterleibsbeschwerden, die trotz mannigfacher jahrelanger konservativer Behandlung einer vermeintlichen entzündlichen Adnexerkrankung andauerten. Schließlich wurde die Patientin, deren Schmerzen auf eine Retroflexio uteri und eine rechtsseitige Adnexerkrankung zurückgeführt wurden, obwohl die rechten Adnexe nicht tastbar waren, einer Laparotomie unterzogen. Dabei zeigte es sich, daß die linken Adnexe normal waren und die rechten Adnexe vollkommen fehlten. Es waren auch keine Adhäsionen, keine Narben zu sehen, so daß man offenbar eine fötale Abschnürung als Ursache des einseitigen Defektes annehmen mußte. Die Retroflexio uteri wurde durch eine Ventrofixation behoben. Die Schmerzen, über welche die Patientin vorher klagte, verschwanden nach der Operation, die Dysmenorrhoe hielt aber noch weiter an. Die Psychoanamnese ergab folgende interessante Details: Die Patientin lebte früher in Ungarn. Während der Kommunistenherrschaft in den

Jahren 1918 bis 1919 wurde ihr Mann aus politischen Gründen neun Monate eingekerkert. In dieser Zeit bekam die Patientin Blutungen, welche wochenlang andauerten. Zwei Monate nach der Einkerkerung ihres Mannes traten auch ihre sonstigen Beschwerden, darunter auch ihre Dysmenorrhoe auf. Damals lernte die Patientin einen Mann kennen, der die Abwesenheit ihres Ehegatten benützen wollte, um mit der Frau ein Verhältnis anzufangen. Obwohl die Patientin nahe daran war, sich diesem Mann hinzugeben, brachte sie doch noch so viel moralische Kraft auf, um der Verlockung zu widerstehen. Die Schmerzen in der Genitalgegend und die langdauernden Blutungen, welche um diese Zeit einsetzten und von der Patientin auf eine Genitalerkrankung zurückgeführt wurden, erleichterten ihr die Abweisung des begehrlichen Freundes. Nach ihrer Abreise aus Ungarn hörten die Blutungen auf. Seit der Aufklärung des Zusammenhanges zwischen den Beschwerden der Patientin und den erwähnten Erlebnissen ist die Frau vollkommen beschwerdefrei. Die Dysmenorrhoe ist verschwunden, die menstruellen Blutungen sind normal.

Dysmenorrhoe (Allgomenorrhoe).

Eines der gewöhnlichsten Begleitsymptome der Menstruation ist der Schmerz. Am häufigsten klagen die Frauen über kolikartige Schmerzen oberhalb der Symphyse und in beiden Seiten des Hypogastriums. Wie bei anderen kolikartigen Schmerzen haben sie dabei das Bedürfnis, eine gekrümmte Haltung einzunehmen und den Unterleib einzuziehen. Wärmezufuhr wird angenehm empfunden und trägt zur Linderung der Schmerzen erheblich bei. Diese Schmerzform, die M e n s t r u a l kolik, geht in der Regel dem Blutabgange voraus, sie schwindet häufig beim Einsetzen der Blutung oder läßt wenigstens dabei an Intensität nach. Nichtsdestoweniger gibt es aber auch Fälle, in denen die Menstrualkolik erst mit der Menstrualblutung einsetzt; verhältnismäßig selten auch solche Fälle, in denen sie erst im Laufe der Blutung beginnt. Häufig erbrechen die Patientinnen auf dem Höhestadium des Schmerzanfalles. Manchmal, doch nicht gerade häufig, ist die Menstrualkolik von einer echten Migräne begleitet.

Die Stärke der Blutung steht oft in einem auffallenden Mißverhältnisse zur Intensität der Schmerzen. Nicht nur, daß die Schmerzakme höchst selten mit dem Höhepunkte der Blutung zusammenfällt, sieht man in der Regel die häufigsten Schmerzen bei Frauen, die wenig bluten oder bei denen die Blutung nur zögernd in Gang kommt. In der Regel gehen die Schmerzen der Blutung voraus und lassen mit dem Eintritte der Blutung nach, können aber bei vorübergehender Unterbrechung oder Abschwächung der Blutung neuerlich einsetzen, um schließlich in den späteren Tagen der Menstruation zu verschwinden. Selten treten die Schmerzen erst gegen Ende der Menstruation auf. Die Schmerzen dauern gewöhnlich nur einige Stunden, mitunter jedoch ein bis zwei Tage, selten länger.

Wesentlich seltener als die Menstrualkolik, die typische Form der Dysmenorrhoe, kommen w e h e n a r t i g e S c h m e r z e n vor, welche von Frauen, die bereits geboren oder einmal abortiert haben, geradezu mit den Geburtswehen verglichen werden. Diese Schmerzen treten erst im Verlaufe der Blutung ein und lassen häufig mit der Abstoßung eines Coagulums nach. In diesen Fällen zeigt sich eine gewisse Parallelität zwischen Schmerzintensität und Stärke der Blutung. Das Menstrualblut ist bei diesen Frauen nicht durchwegs flüssig, wie das normale Menstrualblut, sondern teils flüssig, teils zu lockeren Klumpen geronnen.

Eine besondere, seltene Form der Dysmenorrhoe stellt die D y s m e n o r r h o e a m e m b r a n a c e a dar. Bei ihr wird unter den heftigsten, teils kolik-, teils wehenartigen Schmerzen eine Membran ausgestoßen, die sich bei näherer Besichtigung als ein dreizipfliger Ausguß der Uterushöhle erweist. Die mikroskopische Untersuchung ergibt, daß die Membran der deziduaartig umgewandelten oberen Schleimhautschichte entspricht. Die deziduale Reaktion der prämenstruellen Uterusschleimhaut, welche in der Regel nur angedeutet ist, ist hier soweit getrieben, daß die Unterscheidung zwischen der ausgestoßenen Membran und einer echten Schwangerschaftsdezidua auf große Schwierigkeiten stoßen kann. Das Vorhandensein oder das Fehlen von Zotten führt in zweifelhaften Fällen die Entscheidung herbei. Gewöhnlich zerfällt die prämenstruelle Uterusschleimhaut unter dem Einflusse autolytisch wirkender Fermente und wird entweder vollkommen aufgelöst oder in Form ganz kleiner, nur mikroskopisch feststellbarer Bröckelchen ausgestoßen. Bei der Dysmenorrhoea membranacea dagegen ist einerseits der hormonale Antrieb zur prämenstruellen Umwandlung der Schleimhaut abnorm stark und infolgedessen die deziduale Umwandlung der Schleimhaut übermäßig ausgeprägt, anderseits der autolytische Zerfallsprozeß der Schleimhaut gestört. Die Lösung erfolgt wie bei einer Extrauteringravidität oder bei einem Abortus an der Grenze zwischen der funktionellen und basalen Zone, so daß die funktionelle Zone in einer zusammenhängenden Schichte abgelöst und ausgestoßen wird. Die Schmerzen sind bei der Dysmenorrhoea membranacea in der Regel äußerst häufig; nur selten haben sie einen unbestimmten oder dumpfen Charakter oder fehlen nahezu vollkommen.

Eine vierte Reihe von Frauen klagt bei der Periode über dumpfe Schmerzen im Unterleibe und im Kreuze, ein Drängen nach unten und ein Gefühl der Völle und Spannung im Unterleibe. Diese Beschwerden werden gewöhnlich vor dem Eintritte der Blutung empfunden und lassen meistens mit dem Einsetzen der Blutung erheblich nach. Manche Frauen befinden sich sogar während der Blutung wohler als sonst. Es handelt sich hier um Frauen, welche an chronischen Stauungszuständen im Unterleibe leiden; man findet bei ihnen Varikositäten der Beckenvenen, einen vergrößerten, hyperämischen Uterus (chronische Metritis), manchmal auch chronisch entzündliche Veränderungen der Adnexe. Ist das reichlich ausgeschiedene Menstrualblut mit Blutklumpen untermischt, dann können die dumpfen Menstrualschmerzen zeitweise von wehenartigen Schmerzen abgelöst werden, so daß also zwischen den verschiedenen Typen fließende Übergänge bestehen.

Häufig wird der Begriff Dysmenorrhoe sehr weit gefaßt, so daß man darunter nicht bloß die in der Genitalgegend lokalisierten Schmerzen versteht, sondern auch alle jene lästigen Erscheinungen, die sich zur Zeit der Menstruation irgendwo im Organismus äußern. Viele Frauen leiden während der Menstruation oder noch viel häufiger vor dem Einsetzen der Blutung an Mattigkeit, Abgeschlagenheit, Arbeitsunlust, gesteigerter Reizbarkeit, an dumpfen Schmerzen im ganzen Kopfe oder in der Hinterhauptgegend. Manchmal klagen sie auch über echte Migräne, über Unregelmäßigkeit des Stuhlganges, über ziehende Schmerzen in den Brüsten und andere unangenehme Symptome. Die psychischen Störungen können sich bei krankhaft veranlagten Frauen bis zu ausgesprochenen Psychosen steigern. Viele verlieren in dieser Zeit ihren normalen Turgor, sehen müde, blaß und verfallen aus, so daß man bei einiger Aufmerksamkeit ohne weiteres den Zustand der Frau erraten kann. Diese Erscheinungen klingen gewöhnlich vor dem Abschlusse der Periode ab und können von einer Periode gesteigerten Wohlbefindens und vermehrter Arbeitsenergie gefolgt sein.

Von der verschiedenen Auffassung des Begriffes Dysmenorrhoe hängen auch die stark wechselnden Angaben über die Häufigkeit der Dysmenorrhoe ab. Die vorliegenden statistichen Erhebungen sind einerseits aus diesem Grunde, anderseits deswegen, weil sie sich auf ein zu kleines oder ein zu flüchtig verarbeitetes Material beziehen, unbrauchbar. Man kann daher über die Häufigkeit der Dysmenorrhoe nichts Bestimmtes aussagen, man kann nur behaupten, daß sie ein außerordentlich häufiges, geradezu alltägliches Leiden darstellt.

Die Ursache der wehenartigen Schmerzen, welche wir bei den drei letztangeführten Formen von Dysmenorrhoe finden, liegt klar zutage. Sie hängen mit der Ausstoßung größerer Blutklumpen oder der Menstruationsdezidua zusammen. Die dumpfen Schmerzen erklären sich aus der übermäßigen Hyperämie des Beckens, in einer Zahl von Fällen außerdem aus chronisch entzündlichen Veränderungen des Beckenperitoneums. Durch die übermäßige Blutfülle kommt es zu einer Spannung der normalen oder pathologischen Hüllen (Adhäsionen) der Beckenorgane und infolgedessen zu einer Art Kapselspannungsschmerz. Viel größere Schwierigkeiten bereitet dagegen eine befriedigende Erklärung der Menstrualkolik, der Dysmenorrhoe im engsten Sinne des Wortes. Der objektive Befund, den wir an solchen Frauen erheben können, kann uns diese Schmerzen nicht erklären. Häufig handelt es sich um asthenische oder hypoplastische Mädchen und Frauen, nicht selten aber auch um Frauen, an denen nur bei besonderer Spitzfindigkeit eine konstitutionelle Anomalie festgestellt werden kann. Dementsprechend ist auch das Genitale in einzelnen Fällen ganz normal, während es in anderen Fällen Zeichen einer gewissen Minderwertigkeit aufweist: eine Hypoplasie des äußeren Genitales, Enge der Vagina oder mangelhafte Ausbildung des Scheidengewölbes, schmale, konische oder flache, kleine Portio, Kleinheit des Uterus, der retroflektiert, retrovertiert oder auch spitzwinkelig anteflektiert (Hyperanteflexio) sein kann, Straffheit des Beckenbindegewebes, Empfindlichkeit und Spannung der Sakrouterinligamente, alles Zustände, die wir bei hypoplastischen Individuen häufig antreffen, mögen sie nun an Dysmenorrhoe leiden oder bei der Periode vollkommen schmerzfrei sein. Wir können daher in diesen Veränderungen höchstens prädisponierende Momente für die Dysmenorrhoe, aber nicht die Ursache der Dysmenorrhoe erblicken.

Wenden wir uns dem Probleme nach der Ursache der Dysmenorrhoe eingehender zu und suchen wir in den verschiedenen Lehr- und Handbüchern eine Antwort auf diese Frage, dann werden wir den verschiedensten Auffassungen, den verschiedensten und kompliziertesten Erklärungen begegnen und werden bei einiger Kritikfähigkeit zu der Erkenntnis kommen, daß den Autoren dieser gekünstelten Erklärungsversuche das Wesen der Dysmenorrhoe ebenso unklar sein dürfte, wie dem Leser, der bei ihnen Rat und Aufklärung sucht. Manche geben an, daß eine gewisse Enge und Starrheit der Pars isthmica des Uterus, eine spitzwinkelige Abknickung der Gebärmutter, eine spastische Striktur des inneren Muttermundes ein Hindernis für den Blutausfluß bilden und daß die zur Überwindung dieses Hindernisses notwendigen Kontraktionen den dysmenorrhoischen Schmerz auslösen. Man spricht aber auch von einer Muskelschwäche des Motors, von einer abnormen Starrheit und Länge des Zervixkanals, von einem Mangel thryptischen Fermentes in der prämenstruellen Uterusschleimhaut und einer dadurch bedingten abweichenden Beschaffenheit des Menstrualblutes, greift sogar zu der Annahme, daß eine geschwollene Schleimhautpartie, ein Polyp oder ein submuköses Myom den inneren Muttermund überdecken und den Blutausfluß hemmen können. Alle diese Annahmen sind entweder völlig unbewiesen oder stützen sich auf Befunde, die man ebensowohl bei Frauen antrifft, welche an Schmerzen bei der Periode leiden, als auch bei Frauen, die während der Menses vollkommen beschwerdefrei sind. Narbige Stenosen in der Gegend des inneren Muttermundes oder im Bereiche des Zervixkanals kommen wohl in seltenen Fällen vor, machen aber, wenn sie nicht zur vollständigen Blutverhaltung und zu einer Hämatometra führen, keine Erscheinungen. Organische oder funktionelle Stenosen des Zervixkanals, welche den Abfluß des vollkommen flüssigen, in kleinen Mengen abgesonderten und daher auch langsam und gleichmäßig abgehenden Blutes hindern könnten, sind aber nicht bloß unerwiesen, sondern auf Grund verschiedener klinischer Beobachtungen durchaus unwahrscheinlich.

Erheben wir eine genauere Anamnese, dann erfahren wir, daß die erste Menstruation in der weitaus überwiegenden Mehrzahl der Fälle schmerzfrei war und die Dysmenorrhoe erst nach kürzerer oder längerer Zeit auftrat. Die Schmerzen sind häufig anfangs schwach und nehmen im Verlaufe der Zeit an Intensität zu. Wie reimt sich dies nun mit der Annahme eines angeborenen oder auf zurückgebliebene Entwicklung beruhenden Abflußhindernisses? Müßte nicht, wenn diese Annahme richtig wäre, die erste Menstruation am schmerzhaftesten sein und die Schmerzhaftigkeit mit fortschreitender Entwicklung des Genitales ständig abnehmen? Müßten nicht die Schmerzen, welche durch eine Stenose des Zervixkanals oder des inneren Muttermundes bedingt sind, nach der ersten Geburt restlos verschwinden? Die Erfahrung lehrt, daß dies manchmal, aber durchaus nicht immer der Fall ist, ja daß häufig die Dysmenorrhoe erst in der Ehe auftritt, und zwar auch bei Frauen, die schon ein oder das andere Mal geboren haben. Wir sehen überdies sehr oft, daß Frauen, die bei den meisten Menstruationen an Schmerzen leiden, zeitweise schmerzfreie Menses haben. Untersuchen wir eingehend die Bedingungen, unter denen die Menses schmerzhaft oder schmerzfrei sind, dann werden wir regelmäßig finden, daß die Menses dann schmerzfrei sind, wenn sich die Patientin unter sehr günstigen äußeren Bedingungen befindet, wenn sie durch eine angenehme Umgebung, gute Gesellschaft, freudige Erlebnisse von der Erinnerung an den gewohnten Menstrualschmerz abgelenkt wird. Schulmädchen, die während der ganzen Schulzeit an Dysmenorrhoe leiden, verlieren ihre Schmerzen nicht selten während der Ferien, in Berufen befindliche Frauen während ihrer Urlaubszeit und dgl. Daß sich die Dysmenorrhoe vieler Frauen in der Ehe verliert, hängt nicht von der Erweiterung des Zervixkanals durch Geburten, sondern von der Befriedigung ab, welche diese Frauen in einer harmonischen Ehe finden. Es verlieren daher nur solche Frauen ihre Schmerzen in der Ehe, welche in der Ehe das erhoffte Glück oder wenigstens die ersehnte sexuelle Befriedigung gefunden haben. Ob sie eine Gravidität durchgemacht haben oder nicht, ist vollkommen gleichgültig. Bei Frauen dagegen, denen die Ehe nur Enttäuschungen brachte, bleibt eine frühere Dysmenorrhoe bestehen oder es kommt erst in der Ehe eine Dysmenorrhoe zum Ausbruche. Wir wissen wohl, daß die jeweilige psychische Einstellung auf die Intensität jeder Schmerzwahrnehmung einen sehr großen Einfluß hat, doch geht diese Einflußnahme der Psyche niemals so weit wie bei der Dysmenorrhoe. Die dysmenorrhoischen Schmerzen werden häufig unter günstigen äußeren Bedingungen nicht nur schwächer, sondern bleiben vollständig aus. Dazu kommt noch die Tatsache, daß man bei Frauen, welche an Dysmenorrhoe leiden, eine für eine mittlere Sonde undurchgängige Stenose des Zervixkanals nie mit Sicherheit nachweisen konnte.

Liegt es angesichts der angeführten Tatsachen nicht näher, in dem psychischen Verhalten der Dysmenorrhoischen nicht bloß eine unwesentliche Teilkomponente des dysmenorrhoischen Ursachenkomplexes, sondern die eigentliche Ursache der Dysmenorrhoe zu suchen? Ein genaueres Studium zahlreicher Dysmenorrhoe-Fälle hat diese Annahme bestätigt. Harnik und ich konnten an einem großen Krankenmaterial nachweisen, daß die eigentliche Ursache der Dysmenorrhoe in psychischen Traumen zu suchen ist. Den Patientinnen ist die Erinnerung an diese psychischen Traumen entschwunden und muß erst durch eine eingehende, meistens auf mehrere Sitzungen sich ausdehnende Anamnese geweckt werden. Eine eigentliche Psychoanalyse wurde in unseren Fällen niemals vorgenommen; es gelang in den allermeisten Fällen, das psychische Trauma durch Auffrischung der Erinnerung an die Vorfälle, welche der ersten schmerzhaften Periode unmittelbar vorausgingen, festzustellen und durch die Aufdeckung dieses Traumas und eine entsprechende Aufklärung der Patientin über den Zusammenhang dieses Traumas mit der Dysmenorrhoe das Leiden ohne weitere Heilbehelfe zum Schwinden zu bringen. Die psychische Widerstandskraft der Patientin und ihr Vertrauen auf die Dauerhaftigkeit der Heilung muß durch wiederholte Besprechungen mit der Patientin vor den folgenden Menstruationen gefestigt werden, um Rückfälle zu verhüten. Es liegt in der Natur des Leidens, daß neue psychische Traumen in einzelnen Fällen zum Wiederauftreten der Dysmenorrhoe führen können. Das ändert aber nichts an unserer Auffassung, sondern bestärkt uns nur in unserer Deutung des dysmenorrhoischen Schmerzes. Es liegt in der Natur der Sache, daß ein einmal in Gang gebrachter psychischer Vorgang durch fortgesetzte Bahnung immer leichter auslösbar wird. Die Tatsache, daß der dysmenorrhoische Schmerz im Laufe der Zeit immer heftiger wird, steht mit dieser Tatsache, für die wir zahlreiche Analogien aus der Pathologie haben, in gutem Einklang.

Die psychischen Traumen, welche zur Dysmenorrhoe führen können, sind in ihrem Verhalten recht verschieden. Verhältnismäßig oft findet sich ein Trauma mit erotischer Färbung. In anderen Fällen fehlt jede erotische Note, aber es läßt sich eine nähere inhaltliche Beziehung des Traumas zur Menstruation nachweisen. Ein ziemlich häufiges Vorkommnis bildet beispielsweise die Furcht vor den vermeintlichen schweren Folgen, die eine Erkältung in der Menstruationszeit nach sich ziehen könnte. Bei anderen Patientinnen ist die Ursache der Dysmenorrhoe in dem Ekel vor der Beschmutzung durch das Menstrualblut zu sehen, in der Furcht, daß man das Blut sehen oder riechen könnte. Es scheint, daß das die Dysmenorrhoe begleitende Erbrechen bloß in jenen Fällen auftritt, in denen das psychische Trauma ein Ekelgefühl auslöst. In anderen Fällen hat das Trauma keine inhaltlichen Beziehungen zur Sexualsphäre, sondern nur eine zeitliche Verknüpfung mit der Menstruation (beispielsweise Eintreffen einer Unglücksbotschaft zur Zeit der Menstruation).

Einige Krankengeschichten, welche ich einer noch unveröffentlichten gemeinsam mit Harnik durchgeführten Arbeit entnehme, werden das Gesagte besser als alle weiteren Erklärungen erläutern.

Fall 1 und 2. G. M., 22jährige ledige Arbeiterin. Menses seit dem 15. Jahre, seit vier Jahren mit starken Krämpfen und Erbrechen einhergehend, so daß sie um diese Zeit gewöhnlich bettlägerig ist. Auch eine Schwester, mit der sie in gemeinsamem Haushalt lebt, leidet an Dysmenorrhoe. Wiederholte Behandlung der dysmenorrhoischen Schmerzen ohne Erfolg. Seit ungefähr fünf Jahren Geschlechtsverkehr, vor vier Jahren eine zwei Monate dauernde Amenorrhoe, welche in der Patientin die Befürchtung erweckte, daß sie gravid sei. Dann Eintritt der Blutung ohne Schmerzen. Die nächstfolgende Periode bereits schmerzhaft. Die Dysmenorrhoe trat zu einer Zeit auf, in der die Patientin mit ihrem Bräutigam brechen wollte, weil er sich seinen Sportfreunden mehr widmete als ihr. Nach der Aufklärung dieses psychischen Traumas wurden die Menses schmerzfrei. Einführung eines Okklusiv-Pessars, um die Patientin, welche in ständiger Furcht vor einer Konzeption lebte, von dieser Sorge zu befreien. Merkwürdigerweise verlor auch ihre Schwester die Dysmenorrhoe, obwohl sie zunächst nicht in unsere ärztliche Behandlung kam. Als ihr unsere Patientin die eigenartige Aufklärung ihrer dysmenorrhoischen Schmerzen brachte, meinte sie, daß sie schon die Ursache ihrer eigenen Schmerzen wüßte, und verlor tatsächlich ihre Dysmenorrhoe ebenso wie ihre Schwester. Vorübergehend trat bei unserer Patientin ein Rückfall auf, der durch die blutigen Unruhen in Wien am 15. Juli 1927 bedingt war. Jetzt ist die Patientin ebenso wie ihre Schwester beschwerdefrei.

Sehr interessant ist die Krankheitsgeschichte der 25jährigen Schwester G. K., welche — wie bereits erwähnt — gleich ihrer Schwester Marie an dysmenorrhoischen Schmerzen litt und sich erst später in unsere ärztliche Behandlung begab. Die Periode war bei ihr vom 14. bis 17. Jahre schmerzfrei. Die Krämpfe traten zum ersten Male auf, als sie auf Befehl ihrer Mutter ein Verhältnis mit einem jungen Mann, den sie sehr gern hatte, aufgeben mußte. Die Schmerzen hörten — wie bereits erwähnt — auf, als sie von ihrer Schwester Marie die eigentliche Ursache ihrer Dysmenorrhoe erfuhr. Sie kehrten aber in der Folgezeit wieder, sooft sie in eine berufliche Stellung gehen mußte, und verloren sich, wenn sie den Posten verließ. Offenbar war sie keine besondere Arbeitsfanatikerin. Um die Zeit der Wiener Juliunruhen hatte sie ebenso wie ihre Schwester einen wenn auch schwächeren Rückfall. Aus der Krankheitsgeschichte dieser Schwestern geht deutlich hervor, daß verschiedene psychische Traumen bei derselben Frau eine Dysmenorrhoe auslösen können.

Fall 3. 24jährige Hausgehilfin. Menses seit dem 19. Jahre, bis zum 22. Jahre ohne Beschwerden. Die Schmerzen begannen mit der Aufnahme des Geschlechtsverkehrs. Der Mann, der sie dazu verführte, nahm es mit der Treue nicht sehr genau. Eine Woche nach dem ersten Koitus traf die Patientin ihren Freund mit einem anderen Mädchen an. Als sie ihm deswegen eine Szene machte, wurde sie von ihm brutal gezüchtigt. Die nächsten Menses, welche acht Tage später einsetzten gingen mit Krämpfen und Erbrechen einher. Die Patientin ist seither ganz verstört. Ihr Freund, der sie nach der Aufnahme des Geschlechtsverkehrs veranlaßt hatte, ihre Stellung als Beamtin aufzugeben und als Wirtschafterin zu ihm zu ziehen, hat sie wegen einer neuerlichen Eifersuchtsszene hinausgeworfen. Patientin befolgte zunächst den von uns erteilten Rat, das unglückliche Verhältnis aufzugeben und zu den Eltern, welche in einer anderen Stadt wohnten, zurückzukehren. Sie konnte es aber dort nicht aushalten, söhnte sich brieflich mit ihrem Freunde, aus und kehrte zu ihm zurück. Anfangs fühlte sie sich glücklich und hatte auch einige Zeit hindurch keine Schmerzen bei den Menses. Die Dysmenorrhoe blieb auch dann aus, als das Verhältnis durch neuerliche Streitigkeiten getrübt wurde, trat aber wieder auf, als die Patientin nach einem großen Krach den gemeinschaftlichen Haushalt mit ihrem Freunde wieder aufgeben mußte. Erst als die Patientin Wien verließ, ihren Verlust verschmerzt hatte und in ihrer Heimatstadt eine gute Stellung bekam, hörte die Dysmenorrhoe wieder auf.

Fall 4. 19jährige Schneiderin. Die erste Periode ohne Beschwerden, die zweite bereits mit Krämpfen und Erbrechen. Die Anamnese ergab, daß die Patientin in der Zeit zwischen der ersten und zweiten Menstruation sehr viel über Menstruationsvorgänge gehört hatte. Sie erfuhr unter anderem auch, daß ihre Tante bei der Periode Krämpfe und Erbrechen hatte. Die Patientin empfindet die Menses als einen unangenehmen, schmutzigen Vorgang. Nach einer Aufklärung der Patientin verschwindet die Dysmenorrhoe vollständig.

Fall 5. 20jährige Schneiderin. Menses seit dem 13. Jahre, seit einem halben Jahre mit starken Krämpfen. Um diese Zeit wurde die Patientin auf einer Skitour von der Menstruation überrascht. Patientin, welche den schlimmen Einfluß einer Verkühlung auf die Menstruation stets fürchtete, glaubte nunmehr, sich verkühlt zu haben und bekam tatsächlich an demselben Abend ihre Krämpfe. Einige Monate später übernachtete die Patientin im Gebirge und meinte, sich bei dieser Gelegenheit wieder verkühlt zu haben. Die folgende Menstruation war mit noch stärkeren Schmerzen verbunden. Als die Patientin über die völlige Grundlosigkeit ihrer Befürchtung aufgeklärt wurde, blieb die Dysmenorrhoe aus.

Wir erblicken also das Wesen der Dysmenorrhoe in einem psychischen Trauma, welches zu einer Zeit einsetzt, in der jede Frau durch die prämenstruelle Intoxikation aus ihrem normalen Gleichgewichte gebracht wird. Der psychische Vorgang löst, wie wir dies in der Physiologie und Pathologie so häufig antreffen, eine physische Reaktion aus: wahrscheinlich inkoordinierte Kontraktionen des Uterus und der Tuben, vielleicht auch Gefäßspasmen, welche kolikartige Schmerzen hervorrufen. Dank dem Umstande, daß die Menstruation ein Vorgang ist, der mit großer Regelmäßigkeit wiederkehrt und von den meisten Frauen zu einem bestimmten Termine erwartet wird, können sich unangenehme Assoziationen leicht mit dem somatischen Vorgange verknüpfen. Auf diese Weise können die Schmerzen zu einem ständigen Begleiter der Menstruation werden.

Aus dieser Auffassung von dem Wesen der Dysmenorrhoe ergibt sich auch unsere Therapie. Wir forschen zunächst nach dem psychischen Trauma, welches die Ursache der Dysmenorrhoe darstellt. Seine Aufdeckung führt auch in allen jenen Fällen zur Heilung, in denen dieses Trauma der Vergangenheit angehört und nicht in unabänderlichen Schädigungen besteht, die auch in der Gegenwart fortwirken. In Fällen dagegen, in denen das Trauma noch andauert (Zusammenleben mit einem verhaßten Mann und dgl.) ist natürlich guter Rat teuer. Dasselbe gilt von jenen, glücklicherweise spärlichen Fällen, in denen die Aufdeckung des psychischen Traumas nicht gelingt. In einzelnen Fällen, in denen die einfache Psychotherapie versagt, kann man doch mit einer Hypnose eine Heilung herbeiführen. Alle diese Maßnahmen erfordern natürlich Zeit, Geduld und Verständnis seitens des Arztes, sowie volles Vertrauen und eine gewisse Intelligenz seitens der Patientin. Auch eine gewisse suggestive Einwirkung auf die Patientin ist bei dieser Behandlung nicht zu vermeiden, sie soll auch gar nicht ausgeschaltet werden.

Wir erwähnten bereits, daß wir den schmerzauslösenden Mechanismus in unkoordinierten Kontraktionen des Uterus oder der Tuben, vielleicht auch in antiperistaltischen Bewegungen dieser Organe oder auch in Gefäßkrämpfen vermuten. Der gelegentliche Nachweis von Blut in der Bauchhöhle während der Menstruation spricht für das Auftreten antiperistaltischer

Wellen im Genitalschlauch. Auch die häufige Unterbrechung des Menstrualflusses auf der Höhe des Schmerzes und seine Wiederkehr beim Nachlassen des dysmenorrhoischen Anfalles läßt sich mit dieser Annahme vereinbaren. Dasselbe gilt von dem günstigen Einflusse, den krampfstillende Mittel, Atropin, Uzara, Papaverin, warme Umschläge, Thermophor u. dgl. auf den Schmerz ausüben. Das Atropin, welches die motorischen autonomen Nervenendigungen lähmt, wird in Form von Analsuppositorien (1 bis 2 Zäpfchen zu 0·001 pro dosi) oder in Form von Pillen (2 bis 3 Pillen täglich zu 0·0005), die Uzara, welche den Antagonisten des autonomen Systems, den Sympathikus, reizt, in Form von Tropfen (dreimal täglich 15 bis 20 Tropfen) angewendet. Man kann auch beide Mittel miteinander und gleichzeitig mit schmerzlindernden Mitteln (Antipyrin (0·5), Salipyrin (0·6), Pyramidon (0·3), Veramon (0·2 bis 0·5), Opium (0·01 bis 0·02) u. dgl.) kombinieren. Wir haben uns bei unseren Untersuchungen über das Wesen der Dysmenorrhoe aus wissenschaftlichen Gründen auf die Psychotherapie beschränkt, möchten aber doch für die ärztliche Praxis die Mitwirkung antineuralgischer Mittel empfehlen. Es gibt unzählige Mittel, welche in neuerer Zeit gegen Dysmenorrhoe angepriesen werden und naturgemäß auch in einzelnen Fällen Erfolg haben.

Eine Therapie, welche vor Jahren in großem Ansehen stand, heutzutage aber volkommen vernachlässigt wird, ist die nasale Behandlung der Dysmenorrhoe, wie sie von Fließ zuerst angegeben wurde; er faßte die Dysmenorrhoe als eine nasale Reflexneurose auf und empfahl zu ihrer Behandlung eine Pinselung der sogenannten Genitalstellen der Nase im Bereiche der unteren Muschel und des Tuberculum septi mit 10 bis 20%iger Kokainlösung. Seiner Ansicht nach besteht eine innige Wechselbeziehung zwischen diesen Genitalstellen in der Nase und dem Genitale. Geschlechtliche Erregungen rufen eine Anschwellung dieser Schleimhautpartien hervor, krankhafte Veränderungen der Genitalstellen in der Nase können andererseits verschiedene Störungen im Sexualleben wie Dysmenorrhoe und geschlechtliche Erregungszustände auslösen. Die von Fließ vorgeschlagene Behandlungsmethode konnte eine stattliche Anzahl günstiger Erfolge erzielen; die heftige Anfeindung, welche die theoretische Begründung der Fließschen Therapie erfuhr, brachte auch die darauf begründete Therapie in Mißkredit. Wie auch die Fließsche Methode zu erklären sei, daß sie nicht selten erfolgreich ist, steht außer Zweifel; daher sollte dieses Verfahren der Vergessenheit entrissen werden. In neuerer Zeit hat Wormser die Fließsche Methode durch Einführung eines mit Äther getränkten Wattebäuschchens in die Nase abgeändert.

Die Röntgenschwachbestrahlung der Hypophyse, welche in den letzten Jahren zur Behandlung der Dysmenorrhoe empfohlen wurde, soll in einem ziemlich großen Prozentsatze der Fälle Erfolge zu verzeichnen haben. Ob es sich dabei um innersekretorische oder um suggestive Wirkungen handelt, ist schwer zu entscheiden.

Die Vorstellung, daß die Dysmenorrhoe auf einer anatomischen oder funktionellen Stenose des inneren Muttermundes oder des Zervixkanals beruhe, führte dazu, daß man die vermeintliche enge Stelle durch verschiedene Maßnahmen zu erweitern suchte: Einführung von Laminariastiften, von Intrauterinpessaren, Dilatationen des Zervixkanals mit Hegarstiften, Diszissionen nach den verschiedensten Methoden und mit den verschiedensten Instrumenten. Alle diese Verfahren, die auch heute noch stellenweise sehr beliebt sind, sollten angesichts der neuen Erkenntnis von dem Wesen der Dysmenorrhoe fallen. Sie haben — wenn überhaupt — häufig nur einen vorübergehenden Erfolg und schaden der Patientin nicht bloß durch Komplikationen und Folgeerscheinungen, welche derartige Eingriffe mit sich bringen können, sondern auch durch die Verankerung der Vorstellung, genitalkrank zu sein.

10. Hygiene der Menstruation.

Manche Frauenleiden ließen sich durch eine zweckmäßige Menstruationshygiene verhüten. Es ist daher nicht unwichtig, auch diesem Kapitel einige Zeilen zu widmen.

Man muß sich stets vor Augen halten, daß die Menstruation zwar ein physiologischer Vorgang ist, aber schon hart ans Pathologische grenzt. Die Innenfläche des Uterus ist wund und kann von Keimen, die von der Vagina aufsteigen oder ihr auf dem Blutwege zugeführt werden, leicht infiziert werden. Das Menstrualblut schwächt die Abwehrkräfte des Uterus- und des Scheidensekretes, denen es der weibliche Organismus verdankt, daß er die durch den Genitalschlauch hergestellte Kommunikation der Peritonealhöhle mit der Außenwelt in der Regel ohne jeden Nachteil verträgt. Die meisten Frauen werden vor und während der Menstruation durch die Veränderungen des innersekretorischen

Systems und die davon abhängigen Veränderungen des Stoffwechsels aus ihrem körperlichen und seelischen Gleichgewichte gebracht und sind daher gegen körperliche und seelische Schäden weniger widerstandsfähig als sonst. Nur verhältnismäßig wenige robuste Naturen verfügen über eine derartige Akkommodationsbreite, daß sie die Menstruation ohne merkliche Änderungen ihrer körperlichen und seelischen Funktionen vertragen.

Der geschwächten Widerstandskraft menstruierender Frauen muß man Rechnung tragen, wenn man Menstruationsschäden verhüten will. Aus diesem Grunde sollen um diese Zeit alle vermeidbaren größeren körperlichen und geistigen Anstrengungen unterbleiben. Die im Berufe stehende gesunde Frau muß wohl ihrem gewohnten Berufe auch während der Menstruation nachgehen, soll aber schwerere Aufgaben der intermenstruellen Phase vorbehalten. Eine gesunde Frau soll während der Periode nicht zu Bett liegen, soll sich aber auch durch keine gesellschaftlichen Rücksichten der gewohnten Nachtruhe berauben lassen. Es sind daher schon aus diesem Grunde Vergnügungen, welche wie das Tanzen oft bis in die frühen Morgenstunden dauern, zur Zeit der Menstruation verboten. Das gleiche gilt von der sportlichen Betätigung, vom Radfahren, Tennisspielen, vom Schwimmen, Turnen u. dgl. Da die Abwehrkräfte des gesamten Organismus in der Menstruationszeit geschwächt sind, sollen auch Infektionsmöglichkeiten gemieden werden. Aus demselben Grunde hat sich die Menstruierende vor Erkältungen und Durchnässungen zu hüten. Natürlich darf die Vorsicht nicht zu weit gehen und in Ängstlichkeit ausarten. Allzu große Ängstlichkeit kann ebenso nachteilig sein, wie eine leichtfertige Nichtbefolgung hygienischer Ratschläge. Übertriebene Erkältungsfurcht kann ebenso wie andere an die Menstruation geknüpfte Angstvorstellungen zur Dysmenorrhoe führen.

Ist schon bei der gesunden Frau eine gewisse Schonung während der Menstruation geboten, so gilt dies in erhöhtem Maße für die kranke Frau, mag sich ihre Krankheit im Bereiche des Genitales abspielen oder extragenitaler Natur sein. Es ist eine wohlbekannte Tatsache, daß entzündliche, namentlich gonorrhoische Erkrankungen des Genitales häufig im Anschlusse an die Menstruation aufflackern und daß Erkrankungen, die bis dahin auf die Vagina und Zervix beschränkt waren, auf das Uteruscavum, die Tuben und das Peritoneum übergreifen können. Der wunde Uterus bildet eine günstige Ansiedlungsstätte für pathogene

Keime, das alkalische Menstrualblut stumpft die Azidität und die bakterizide Kraft des Vaginalsekretes ab und begünstigt die Ausbreitung der Infektion. Solange der Flüssigkeitsstrom andauernd nach außen gerichtet ist, ist die Gefahr einer aszendierenden Infektion verhältnismäßig gering. Stockt aber aus irgend einem Grunde die Strömung oder kommt es gar unter dem Einflusse verschiedener Reize (Aufregung, Kälte, sexuelle Erregung u. dgl.) zu einer antiperistaltischen Bewegung des Menstrualblutes, dann treibt der Uterus das Blut nicht nach außen, sondern in die Tuben und die Peritonealhöhle; damit ist dem Einbruche von Bakterien in diese gefährlichen Zonen Tür und Tor geöffnet.

Diesem Umstande ist es zuzuschreiben, wenn man so oft im Anschlusse an die Menstruation das Aszendieren einer Gonorrhoe beobachtet. Das gleiche gilt von anderen nicht gonorrhoischen Genitalerkrankungen. Aber selbst wenn das Menstrualblut keimfrei ist, ist es für die Tuben und das Peritoneum nicht ganz gleichgültig. Auch das bakterienfreie Menstrualblut übt einen entzündlichen Reiz auf diese empfindlichen Organe aus. In günstigen Fällen können diese entzündlichen Erscheinungen ohne bleibende Folgen verschwinden, in anderen Fällen stagniert aber das Menstrualblut an gewissen anatomisch vorgebildeten Stellen und bietet zur Entstehung entzündlicher Verwachsungen Anlaß. Manche Sterilität, welche durch den Verschluß des abdominalen Tubenostiums bedingt ist und in der Vorgeschichte keine Erklärung findet, dürfte auf den Austritt von Menstrualblut in die Tuben und ins Peritoneum zurückzuführen sein.

Auf dieselbe Weise ist auch ein von Gersuny beschriebenes Krankheitsbild zu erklären. Gersuny sprach von Adhaesiones peritoneales inferiores und verstand darunter Verwachsungen der Adnexe mit ihrer Umgebung, namentlich mit der Flexur und dem Coecum, besonders aber typische bandartige Verwachsungen, welche die Flexur mit der seitlichen Bauchwand verbinden und zu andauernden Schmerzen und zur chronischer Obstipation führen können. Die Angaben Gersunys kamen eine Zeitlang durch die Vielgeschäftigkeit einzelner Chirurgen, welche alle Unterleibsschmerzen unklaren Ursprungs auf Gersunysche Verwachsungen zurückführten, in Mißkredit. In neuerer Zeit haben aber vielfach einwandfreie Beobachtungen, welche namentlich von gynäkologischer Seite erhoben wurden, zu einer Bestätigung der Angaben Gersunys geführt.

Das Eindringen von Menstrualblut in die Bauchhöhle ist gar nicht so selten, als man ursprünglich annahm. Jeder, der während oder kurz nach der Menstruation Laparotomien vorzunehmen Gelegenheit hatte und dabei auf die Anwesenheit von Blut im kleinen Becken achtete, kann über derartige Beobachtungen berichten. Ob man aber dem Beispiele amerikanischer und englischer Autoren folgen und auch die Hysteroadenomyosis, das Auftreten menstruierender Schleimhautinseln an verschiedenen, oft weit vom Genitale entfernten Körperstellen, mit einem Austritte von Menstrualblut und mit einer Verschleppung abgelöster, aber noch lebensfähiger Uterusschleimhaut in die Bauchhöhle zusammenbringen soll, ist bisher eine offene Frage. Die meisten Gynäkologen verneinen eine derartige Möglichkeit.

Aber nicht bloß Genitalerkrankungen können zur Zeit der Periode entstehen oder sich verschlimmern. Das gleiche gilt auch von einer Reihe anderer Erkrankungen (Tuberculosis pulmonum, Asthma, Ulcus ventriculi, Ulcus duodeni, Cholelithiasis, zahlreichen Hauterkrankungen, rheumatischen Affektionen, Epilepsie u. a.). Frauen, die an derartigen Erkrankungen leiden, sollten die Periode im Bette verbringen oder mindestens alle durch die Erkrankung gebotenen Vorsichtsmaßregeln während der Menstruation schärfstens beobachten und alle Behandlungsvorschriften doppelt genau befolgen. Leider macht es das moderne Frauenstudium und das weibliche Berufsleben oft unmöglich, dem hygienischen Gebote nach weitgehender Schonung nachzukommen. Es wird uns daher nicht wundernehmen, wenn wir bei Frauen, welche im Berufe stehen, Menstruationsschäden, wie Dysmenorrhoe häufiger antreffen.

An den Praktiker wird mitunter die Frage gerichtet, ob eine Frau während der Periode baden dürfe oder Waschungen und Spülungen des Genitales vornehmen solle. Diese Fragen sind dahin zu beantworten, daß weder Bäder noch Spülungen während der Periode gestattet sind, äußerliche Waschungen dagegen empfohlen werden. Bäder sollen nicht bloß aus ästhetischen Rücksichten, sondern auch wegen der Gefahr einer Erkältung vermieden werden; ein Bad soll erst nach völligem Versiegen des Menstrualflusses genommen werden; Vaginalspülungen können, wenn die Temperatur der Spülflüssigkeit einigermaßen von der Körpertemperatur abweicht, zu antiperistaltischen Uterus- und Tubenkontraktionen und dadurch zur rückläufigen Bewegung des Menstrualblutes Anlaß geben, sie sind auch gegen Ende der

Menstruation überflüssig, weil sich die Vagina Dank ihren eigenen Schutzkräften sehr rasch von den Resten des Menstrualblutes befreit. Durch Spülungen wird das Spiel der natürlichen Schutzkräfte nur gestört. Dagegen ist es ein Gebot der Reinlichkeit, das Menstrualblut in geeigneten Vorlagen aufzufangen und durch häufige warme Waschungen des äußeren Genitales eine Beschmutzung mit dem Menstrualblute zu verhindern.

Der Koitus wird schon aus ästhetischen Rücksichten während der Menstruationszeit gescheut. Er ist aber auch wegen der gesteigerten Infektionsgefahr beider Geschlechtspartner zu verbieten. Bei den orthodoxen Juden, bei denen das Sexualleben durch strenge religiöse Vorschriften geregelt wird, ist der Koitus erst 14 Tage nach dem Menstruationsbeginne gestattet; die Frau gilt während der Menstruation als unrein und darf erst nach einem rituellen Bade die eheliche Gemeinschaft wieder aufnehmen.

Okklusivpessare sollen vor der Periode entfernt werden, um eine Infektion des wunden Uterus durch den stagnierenden Inhalt des Pessars zu verhüten. Dagegen können glatte Gummi- oder Zelluloidringe auch während der Periode belassen und erst nach Ablauf der Menses gewechselt werden.

Sehr wichtig ist eine vernünftige Belehrung junger Mädchen vor dem Eintritte der Periode. Die Mädchen sollen auf den baldigen Eintritt dieses Ereignisses aufmerksam gemacht und über die Harmlosigkeit und Schmerzlosigkeit dieses natürlichen Vorganges aufgeklärt werden. Je geringer der Nimbus ist, mit dem die Menstruation umgeben wird, desto geringer ist auch die Gefahr einer Dysmenorrhoe. Kommt es infolge eines psychischen Traumas dennoch zu einer schmerzhaften Periode, dann soll man durch eine frühzeitige Aufdeckung dieser Schädlichkeit und durch ruhiges, zuversichtliches Zureden der festen Verankerung des Traumas und damit auch der Dysmenorrhoe entgegenarbeiten.

II. Klimakterium.

Unter Klimakterium (Klimax, Wechsel, Menopause) verstehen wir jene Epoche im weiblichen Leben, in der das Ovarium allmählich seine Funktion als Fortpflanzungs- und als innersekretorisches Organ einstellt und der dadurch geschädigte, aus seiner Harmonie gebrachte Organismus einer neuen Gleichgewichtslage zustrebt. Der Begriff des Klimakteriums erscheint umso klarer, je weniger man darüber nachgedacht hat. Wenn man sich näher in den Gegenstand vertieft, tauchen allerlei Zweifel auf: Wann beginnt das Klimakterium? Wann ist es abgeschlossen? Hört die Ovarialfunktion nach der Menopause wirklich vollkommen auf? Wie ist es mit der vielgerühmten Zweckmäßigkeit in der Natur zu vereinbaren, daß die Frau schon so frühzeitig auf ihre Keimdrüsenfunktion verzichten muß, in einem Alter, in dem die Zeugungsfähigkeit des Mannes noch in hohem Grade erhalten ist? Weshalb hat die Natur, die den Mann ohne schwere Erschütterungen aus den Jahren der Vollkraft ins Greisenalter hinüberleitet, bei der Frau zwischen die Epochen der Vollwertigkeit und des Matronenalters eine Phase eingeschaltet, die ihr den ohnehin schwer empfundenen Abschied vom Weibsein noch durch mancherlei Leiden und Plagen vergällt?

Wir können schon auf die erste Frage, wann das Klimakterium beginnt, keine präzise Antwort erteilen. Beginnt das Klimakterium mit dem Eintritte der Menopause, das ist mit dem Zeitpunkte der endgültig letzten Menstruation, oder beginnt es mit dem Eintritte der menstruellen Unregelmäßigkeiten, die als Vorboten der Menopause anzusehen sind, oder gar noch wesentlich früher? Wir wollen dabei völlig davon absehen, daß es in praxi außerordentlich schwer ist, festzustellen, ob eine einmal eingetretene Amenorrhoe den definitiven oder nur einen provisorischen Abschluß des menstruellen Zyklus darstellt. Sehen wir doch oft genug, daß auch nach längerer Pause noch eine oder die andere echte Menstruation auftritt. Es ist auch im Einzelfalle schwer zu beurteilen, ob menstruelle Unregelmäßigkeiten, welche in den Vierzigerjahren auftreten, dem Klimakterium oder anderen Störungen zuzuschreiben sind. Wir müssen überdies die Tatsache berücksichtigen, daß die Konzeptionsfähigkeit schon in der zweiten Hälfte des vierten Jahrzehntes trotz regelmäßiger Monatsblutung erheblich abzunehmen pflegt, und müssen in dieser Tatsache, ebenso wie in der gleichzeitigen Änderung des Temperaments und in der Neigung zum Fettansatze, Symptome einer abgeschwächten Ovarialfunktion erblicken. Soll man deshalb den Beginn des Klimateriums schon in dieses Alter verlegen? Man hilft sich über diese Schwierigkeit dadurch hinweg, daß man diese Epoche als das präklimakterische Alter bezeichnet. Wollten wir das Klimakterium mit der Menopause einsetzen lassen, dann würden wir den Tatsachen Gewalt antun. Die Menopause ist nur ein Symptom der Klimax, das nicht höher zu werten ist als viele andere klimakterische Anzeichen, die häufig schon viel früher einsetzen. Anderseits haben wir allen Grund zu der Annahme, daß auch jenseits der Menopause die Ovarialfunktion nicht völlig versiegt, sondern eine wenn auch immer schwächerwerdende Eierstocktätigkeit bis ins hohe Greisenalter erhalten bleibt. Die Klimax ist also nicht als eine von der Natur gesetzte Kastration zu betrachten. Wir kommen auf diese Weise zu dem Schlusse, daß wir weder den Anfang noch den Abschluß des Klimakteriums genau abstecken können. Es ist deshab auch nicht möglich, einen scharfen Trennungsstrich zwischen klimakterischen und senilen Symptomen zu ziehen, so wünschenswert dies auch im Interesse einer klaren Begriffsfassung wäre. Trotz dieser Schwierigkeiten müssen wir daran festhalten, daß das Klimakterium und das Senium wesentlich verschiedene Zustände sind und eine klimakterische Frau ebenso wenig als senil anzusehen ist, wie ein gleichalteriger Mann, der sich noch des vollen Besitzes seiner geschlechtlichen Funktionsfähigkeit erfreut.

Auf die schwierige Frage, weshalb die Zeugungsfähigkeit der Frau in einem verhältnismäßig frühem Alter versagt, hat Halban eine Antwort gegeben, die sich auf das Zweckmäßigkeitsprinzip in der Natur beruft. Er weist darauf hin, daß der Mensch im Gegensatze zu den Tieren, deren Junge sehr bald selbständig werden, eine lange Reihe von Jahren des mütterlichen Schutzes bedürfe. Würde das menschliche Weib noch im höheren Alter gebärfähig sein, dann wäre zu befürchten, daß das Kind nach dem Ableben der Mutter schutzlos zurückbliebe. Diese geistreiche, vom männlichen Optimismus eingegebene Erklärung kann uns aber ebenso wenig befriedigen wie die meisten anderen Versuche, Naturerscheinungen durch Berufung auf die angebliche Zweckmäßigkeit der Natureinrichtungen zu erklären. Zunächst müssen wir darauf verweisen, daß die mütterliche Obsorge nur in der Säuglingszeit unbedingt notwendig ist, die weitere mütterliche Obhut aber bloß der konventionellen Arbeitsteilung der Ehegatten entspricht. Auch der Umstand, daß die Natur die klimakterische Phase mit zahlreichen Störungen ausgestattet hat, die den Wechsel geradezu als eine physiologische Krankheit erscheinen lassen, läßt uns an der Zweckmäßigkeit dieser Einrichtung ernstlich zweifeln.

Die klimakterischen Störungen sind bei verschiedenen Frauen sehr verschieden. Sie entsprechen sowohl in ihrer Art, wie auch in ihrer Stärke der konstitutionellen Eigenart der betreffenden Frauen. Jede Frau erlebt das Klimakterium, das ihrem Wesen entspricht, und zeigt in dieser Epoche Störungen, welche auch bei anderen Erschütterungen, so in der Pubertät, in der Schwangerschaft und bei großen seelischen Erregungen, auftreten können. Die Symptome, welche das Klimakterium kennzeichnen, sind daher nicht ausschließlich diesem Zustande eigentümlich, sondern können mit etwas anderer Färbung auch außerhalb des Klimakteriums beobachtet werden. Was sie zu klimakterischen Symtomen stempelt, ist ihre Häufigkeit, ihre Stärke und ihr Zusammentreffen mit anderen gleichsinnigen Störungen.

Zu den häufigsten — man möchte beinahe sagen — regelmäßigen Erscheinungen des Klimakteriums zählen wir die Wallungen, das anfallsweise auftretende Gefühl von Hitze und von Blutandrang zum Kopfe, das sehr oft mit Schwindel-, Angst- und Beklemmungsgefühlen einhergeht. Die Wallungen (Kongestionen), welche auf einer plötzlichen Erweiterung der Blutgefäße des Kopfes beruhen, sind auch objektiv an der starken Röte des Gesichtes, der fleckigen Rötung des Halses, der Brust und des Nackens und einer starken Pulsation der Karotiden und der Schläfenarterien zu erkennen. Meistens enden sie mit einem Schweißausbruche, der sich entweder auf die Kopfregion beschränkt oder auf die ganze Körperoberfläche erstreckt. Schweißausbrüche kommen aber auch außerhalb der Wallungen vor. Die Häufigkeit und Heftigkeit, mit der Wallungen auftreten, sind bei verschiedenen Frauen außerordentlich verschieden. Bei manchen Frauen sind sie geringfügig, während sie andere Frauen nicht bloß am Tage, sondern auch in der Nacht quälen. Hie und da hört man auch Klagen über ein vorausgehendes Hitzegefühl im Unterleib, in der Magen- oder Lebergegend, welche Klagen offenbar auf ähnliche vasomotorische Veränderungen wie die Wallungen zurückzuführen sind. Die Wallungen gehen häufig mit Schwindelgefühl einher; der Schwindel kann aber auch unabhängig von Wallungen auftreten und die Frau stark beängstigen; er beruht wahrscheinlich auf vasomotorischen Störungen des inneren Ohres. Den gleichen vasomotorischen Ursprung dürften auch die subjektiven Hörgeräusche und die Flimmerskotome haben, über die manche Frauen im Klimakterium klagen. Seltener als die Störungen des Auges und des Ohres sind Störungen im Bereiche des Geruchs- und des Geschmackssinns, durch welche der Genuß bei der Nahrungsaufnahme erheblich beeinträchtigt werden kann.

Durch Wallungen und Schweißausbrüche, durch Angst- und Depressionszustände, durch kardiale Störungen, durch Meteorismus, durch einen Pruritus vulvae kann der S c h l a f und damit die Erholungsmöglichkeit beeinträchtigt werden. In manchen Fällen macht das Einschlafen Schwierigkeiten, in anderen wird der Schlaf unterbrochen. Zu den subjektiven Symptomen der Klimax zählen auch dumpfe, seltener neuralgiforme Kopfschmerzen, während die echte Migräne im Klimakterium eher seltener wird und im Senium gewöhnlich erlischt.

Zu den Symptomen, welche die Frau häufig ängstigen und in hypochondrische Gedankengänge drängen, gehört die G e d ä c h t n i s s c h w ä c h e, welche sich im Klimakterium einzustellen pflegt. Frauen, die im Berufe stehen, empfinden natürlich diese Vergeßlichkeit ganz besonders peinlich. Zu den häufigen klimakterischen Symptomen gehört auch das E i n s c h l a f e n d e r A r m e, seltener der Beine, eine Erscheinung, die offenbar auf Gefäßkrämpfe zurückzuführen ist. In dieselbe Gruppe gehören auch andere P a r ä s t h e s i e n, an denen klimakterische Frauen leiden, das Kribbeln und Ameisenlaufen in den Händen, der J u c k r e i z im Bereiche des äußeren Genitales oder auf der ganzen Hautoberfläche und die sogenannten toten Finger. Unter toten Fingern versteht man eine anfallsweise auftretende Anämie einzelner Finger, welche leichenblaß und gefühllos werden; die Blässe kann nach einiger Zeit von intensiver Rötung und Hitze abgelöst werden. Diese Form der klimakterischen „Akroasphyxie" hat eine nahe Verwandtschaft zur Raynaudschen Krankheit, gibt aber im Gegensatze zu dieser eine günstige Prognose. Die toten Finger verschwinden im höheren Alter, ohne bleibende Schädigungen zu hinterlassen.

Die besprochenen vasomotorischen Erscheinungen leiten uns zur Besprechung der klimakterischen V a s a l g i e n über, der Schmerzen, die in den großen Gefäßen empfunden werden und anfallsweise auftreten oder auch kontinuierlich andauern. Die Kenntnis dieser klimakterischen Vasalgien ist von besonderer

Wichtigkeit, da sie leicht mit den weitaus ernsteren Gefäßschmerzen verwechselt werden können, welche im Verlaufe der Arteriosklerose beobachtet werden. Die klimakterischen Vasalgien bevorzugen die Aorta, die Karotis und die großen Gefäße der unteren und der oberen Extremitäten. Die betreffenden Gefäße sind nicht bloß der Sitz spontaner Schmerzen, sondern sind auch hochgradig druckempfindlich. Wiesel betont, daß diese Druckempfindlichkeit bei den klimakterischen Vasalgien viel stärker ausgeprägt ist als bei der Ateriosklerose, was für die Differentialdiagnose von Bedeutung ist. Die Vasalgien, welche sich in den Gefäßen der unteren Extremitäten abspielen, können zu Gehstörungen führen und die Erscheinungen nachahmen, die wir bei der Sklerose dieser Arterien beobachten und als intermittierendes Hinken bezeichnen. Diese Schmerzen werden auch, wenn man die klimakterischen Vasalgien nicht kennt oder nicht genügend beachtet, leicht auf Erkrankungen der Gelenke oder der Nerven bezogen. Die wichtigste Form der Vasalgie ist die **Aortalgie**, welche ein der echten Angina pectoris außerordentlich ähnliches Bild erzeugt und daher leicht mit dieser prognostisch so ungünstigen Erkrankung verwechselt werden kann. Die Aortalgie des Klimakteriums beginnt mit unangenehmen Empfindungen in der Herzgegend, mit Tachykardie und Extrasystolen, zu denen sich dann brennende, schnürende oder krampfartige Schmerzen in der Herzgegend hinzugesellen, welche sogar häufig in den linken Arm ausstrahlen; auch eine mäßige Dyspnoe ist dabei nicht selten. **Dagegen fehlt**, wie Wiesel hervorhebt, **das Vernichtungsgefühl**, welches die echte Angina pectoris kennzeichnet. Die betreffenden Frauen können während des Anfalles ihre Beschwerden schildern, vermeiden auch nicht wie bei der echten Angina ängstlich jede Bewegung und zeigen einen vollen und kräftigen Puls. Die Radialarterie desjenigen Armes, in den die Schmerzen ausstrahlen, ist gewöhnlich stärker kontrahiert als die der Gegenseite. Eine hyperästhetische Zone findet sich in der linken Brusthälfte und im linken Arme ebenso wie bei der echten Angina pectoris. Die Schmerzanfälle treten gewöhnlich nur am Tage auf, sie werden manchmal durch stärkeren Temperaturwechsel (Auskleiden im kühlen Raume und dgl.) oder durch eine Hochdrängung des Zwerchfells (vom Darme aus) ausgelöst. Die klimakterische Aortalgie verliert sich gewöhnlich im höheren Alter wie die meisten klimakterischen Störungen. Die Unterscheidung zwischen einer klimakterischen und einer echten Angina pectoris ist dadurch erschwert, daß die Differenzen zwischen den Symptomen mehr quantitativer als qualitativer Natur sind; die Unterscheidung wird einigermaßen durch die Erfahrung erleichtert, daß die Angia pectoris bei Frauen überhaupt seltener ist als bei Männern, daß sie meistens in einem Alter auftritt, in dem die Klimax bereits vorbei ist, und daß sich bei den von Angina pectoris Befallenen gewöhnlich echte arteriosklerotische Veränderungen nachweisen lassen. Praktisch wird es sich empfehlen, wenn wir den beherzigenswerten Ratschlag Wiesels befolgen und den Patientinnen gegenüber ihre anginösen Beschwerden stets auf das Klimakterium zurückführen, weil die dadurch hervorgerufene Beruhigung sowohl bei der klimakterischen Aortalgie wie bei der echten Angina pectoris die Zahl und die Heftigkeit der Anfälle einschränken kann. Eine ganz sichere Differentialdiagnose ist aber erst nach wiederholten Untersuchungen und nach längerdauernder Beobachtung zu stellen.

Ein anderes wichtiges Symptom, dem wir bei den Klimakterischen nicht selten begegnen, ist der gesteigerte B l u t d r u c k. Während aber der Hochdruck unter anderen Verhältnissen zum Beispiel bei einer Nephritis dauernd besteht, zeigt der Blutdruck bei Klimakterischen innerhalb kurzer Zeit große Schwankungen. Differenzen bis zu 60 Millimeter kommen gar nicht selten vor. Der Hochdruck kann anfallsweise auftreten und mit einer Tachykardie einhergehen. Charakteristischer ist aber eine dem Anfalle folgende Bradykardie und das Auftreten großer Pulse, ein Phänomen, wie man es nach der Injektion von Adrenalin beobachtet. Ob diese Ähnlichkeit zwischen dem klimakterischen und dem durch Adrenalin erzeugten hypertonischen Anfalle mehr als ein Spiel des Zufalles ist, läßt sich bisher nicht entscheiden. Das eine steht außer Zweifel, daß der klimakterische Hochdruck auf Gefäßkrämpfe in größeren Gefäßgebieten zurückzuführen ist. Dementsprechend finden wir bei diesen Frauen auch anderweitig lokalisierte Gefäßkrämpfe, namentlich Aortalgien. Wesentlich seltener kommen Hypotonien im Klimakterium vor.

Verlassen wir nun das reichhaltige Kapitel der klimakterischen vasomotorischen Störungen und wenden wir uns den mannigfaltigen Veränderungen zu, welche sich in dieser an unangenehmen Abwechslungen so reichhaltigen Lebensepoche in verschiedenen Organsystemen abspielen. Die Veränderungen des Blutes seien nur kurz erwähnt. Die Zahl der Eosinophilen ist herabgesetzt, was für eine Steigerung des Sympathikustonus oder für eine Herabsetzung des Vagustonus spricht. Jagic beschrieb eine klimakterische hypochrome aplastische Anämie, die auf einer Unterfunktion des hämatopoetischen Apparates beruht und von der sekundären Anämie, wie sie nach häufigen Blutverlusten auftritt, abgegrenzt werden kann.

Fast alle Frauen zeigen im Klimakterium **Veränderungen der Haut**. Bei sehr vielen Frauen ist die Haut stärker durchfeuchtet; es sind dies namentlich jene Fälle, welche an den charakteristischen Schweißausbrüchen leiden. Eine gewisse Ähnlichkeit mit den Schweißen der Basedowkranken ist nicht zu verkennen und dürfte auf gleichartige inkretorische Störungen zurückzuführen sein.

Sehr auffallend sind die Veränderungen im Fettgehalte und in der Fettverteilung der Haut. Manche Frauen werden in der Klimax dick, andere magern ab. Die konstitutionelle Anlage der innersekretorischen Drüsen bestimmt die jeweilige Einstellung des inkretorischen Apparates im Klimakterium und entscheidet darüber, ob das **Fettpolster** zu- oder abnimmt. Diese ungleichmäßige Beeinflussung spiegelt sich auch in den Grundumsatzbestimmungen wieder, welche bei den einen Frauen eine Erhöhung, bei den anderen eine Herabsetzung des Grundumsatzes erkennen lassen. Da die jugendliche Elastizität und Anpassungsfähigkeit des Bindegewebes verloren gegangen ist, wird die äußere Erscheinung der Frauen sowohl durch die Fettzunahme wie durch die Abmagerung stark beeinträchtigt. Bei den dicken Frauen rutschen die Fettwülste gleichsam nach abwärts und machen aus einer früher wohlgeformten Frau eine freilich ehrwürdige, aber keineswegs wohlgefällige Matrone. Bei den abmagernden Frauen wird die Haut schlaff und faltenreich, was ebenfalls entstellend wirkt. Auch die Müdigkeit, die Abgeschlagenheit und die gedrückte Stimmung, an der viele Frauen in dieser Lebensepoche leiden, führen zum Verluste des Gewebsturgors und tragen zum Verluste der weiblichen Reize nicht wenig bei.

Die auffällige Erscheinung, daß einige Frauen im Klimakterium fettreicher, andere dagegen mager werden, daß der Grundumsatz bei den einen hinunter, bei den anderen hinauf geht, hat zur Aufstellung zweier verschiedener klimakterischer Typen Anlaß geboten. Man spricht von einem hypothyreotischen und einem hyperthyreotischen Typus. Bei der **hyperthyreotischen Form** finden wir zahlreiche Erscheinungen, welche an einen Morbus Basedowii erinnern. Manchmal ist es gar nicht leicht, die klimakterische Hyperthyreose von einem echten Basedow zu unterscheiden. Der hyperthyreotische Typus kennzeichnet sich durch Tachykardie, starke Wallungen, Schweiße, Neigung zu Diarrhoen, zu Glykosurie, zu Hypertonie mit starken Blutdruckschwankungen und großer Erregbarkeit. Eine Abmagerung kann auftreten, wird aber häufig vermißt, ja es können dieselben hyperthyreotischen Symptome auch bei fetten Frauen auftreten, wodurch der reine Typus der Hyperthyreose verwischt wird. Bei der h y p o t h y r e o t i s c h e n F o r m des Klimakteriums ist die Haut trocken und blaß, die Wallungen, welche auch diesen Frauen nicht erspart bleiben, sind von keinen Schweißausbrüchen gefolgt. Die Frauen erscheinen torpid, haben Untertemperaturen, leiden an Obstipation und Meteorismus. Der Blutdruck ist niedrig, die Herztätigkeit ist träge. Im späteren Alter stellen sich bei diesen Frauen leicht Myokarderkrankungen ein. — Eine scharfe Scheidung dieser zwei Typen ist aber praktisch nicht immer durchführbar. Es kommen häufig genug Mischformen vor, was in Anbetracht der unzähligen Kombinationen, welche sich aus klimakterischen Störungen der innersekretorischen Drüsen ergeben können, nahezu selbstverständlich erscheint.

Der Altweiberbart, den man bei älteren Frauen nicht selten sieht, ist nicht ein Attribut des Klimakteriums, sondern des Seniums. Für seine Entstehung scheint weniger der Ausfall einer Hemmung durch die weibliche Keimdrüse als das Alter maßgebend zu sein. Die Achsel- und Schamhaare ändern sich im Klimakterium nicht, die Kopfbehaarung nur insofern, als sich das Kopfhaar mit fortschreitendem Alter in ähnlicher Weise — wenn auch in viel langsamerem Tempo — wie beim Manne lichtet.

Einige vasomotorische Störungen im Bereiche der Haut haben wir bereits erwähnt. Wir hätten nur auf das häufige Vorkommen von Urticaria, vom Quinckeschen angioneurotischen Ödeme und von hartnäckigen Ekzemen des Kapillitiums und der Ohren im Klimakterium hinzuweisen, wenn wir von vereinzelten selteneren Hauterkrankungen absehen. Häufig sieht man im Klimakterium den Beginn einer Acne rosacea, während die Acne vulgaris nach der Menopause seltener angetroffen wird als in früheren Lebensepochen.

Eines der häufigsten und lästigsten klimakterischen Hautleiden ist der P r u r i t u s, welcher sich in der Regel auf die Vulva und deren nächste Umgebung beschränkt. In einigen Fällen ist die Klitoris der Hauptsitz des Juckreizes, in anderen Fällen der Introitus vaginae, in anderen die Analgegend. In vielen Fällen sieht man an der Vulva außer einigen Kratzeffekten und den entsprechenden Altersveränderungen nichts Besonderes. Manchmal ist die Haut verdünnt und von erweiterten Venen durchzogen, welche besonders in der Furche zwischen den großen und kleinen Schamlippen hervortreten. Häufig erscheinen die Talgdrüsen an der Innenfläche der kleinen Schamlippen vergrößert. Das eigentliche Wesen des klimakterischen Pruritus ist uns bisher unbekannt.

Häufig kommt es im Klimakterium zum Auftreten von X a n t h e l a s m e n an den oberen Augenlidern, seltener zu einer ausgedehnten Xanthombildung. Eine Vitiligo kann in jedem Lebensalter auftreten, scheint aber im Klimakterium besonders häufig einzusetzen. Dies gilt namentlich für die auf das Genitale und dessen Umgebung beschränkte Vitiligo; sie stellt nur eine besondere Form der Pigmentverschiebung dar, die eine der häufigsten klimakterischen Veränderungen der Haut des äußeren Genitales bildet.

Am äußeren Genitale spielen sich fast regelmäßig mannigfache Veränderungen ab; die großen Labien werden welk und schlaff, die kleinen Labien schrumpfen und werden in vorgeschrittenen Fällen zu niedrigen Leisten, von denen schließlich nur der kleine, zum Praeputium clitoridis gehörige Rest übrig bleibt; der Introitus vaginae wird durch Schrumpfung der Schleimhaut und der tiefer gelegenen Gewebe eng und starr, so daß der Koitus nicht selten erheblich erschwert wird. Auf der Haut der kleinen Schamlippen und in ihrer Umgebung wechseln pigmentarme oder vollkommen entfärbte Stellen mit intensiv dunkel gefärbten Flecken ab. Die Schleimhaut des Introitus zeigt neben blassen, gefäßarmen Stellen hochrote Flecken, so daß sie eigenartig fleckig wird. Elastizitätsverlust, Atrophie, Pigmentverschiebung, Gefäßschwund und Gefäßektasien sind die Komponenten, aus denen sich diese auffälligen Veränderungen des äußeren Genitales zusammensetzen. Sie sind auf lokal beschränkte trophische Störungen zurückzuführen, wie wir sie in höherem Alter auch in anderen Hautbezirken sehen.

Von selteneren klimakterischen Hautveränderungen seien noch Hautblutungen, erythematöse, sklerodermische, myxödematöse und atrophische Hautveränderungen erwähnt.

Unter den klimakterischen Störungen des Auges werden chronische Bindehautkatarrhe, Episkleritiden, Iridozyklitiden,

Aderhauterkrankungen, intraokuläre Blutungen und Glaukomerkrankungen angeführt. Ob aber diese Veränderungen wirklich dem Klimakterium zur Last fallen oder nur zufällige Begleiterscheinungen des klimakterischen Alters darstellen, ist im einzelnen Falle gewöhnlich nicht zu entscheiden. Das gleiche gilt von der Otosklerose, die gewöhnlich schon vor dem Klimakterium auftritt, aber in diesem Alter häufig eine Verschlimmerung erfährt. Auch gewisse Parästhesien in der Zunge und im Pharynx, sensible und motorische Störungen im Larynx und Kehlkopfblutungen werden mit dem Klimakterium in Zusammenhang gebracht.

Praktisch wichtiger sind die klimakterischen Störungen im Bereiche der Abdominalorgane. Sehr oft sehen wir in diesem Alter eine hartnäckige O b s t i p a t i o n. Ihr Zusammenhang mit dem Klimakterium geht daraus hervor, daß sie auch bei Frauen mit vorher geregeltem Stuhlgange häufig anzutreffen ist. Meistens ist sie mit starkem Meteorismus und auffallender Flatuleszenz verbunden, während Schmerzen und Koliken gewöhnlich fehlen. Durch den Meteorismus und den gleichzeitigen stärkeren Fettansatz kann der Unterleib so umfangreich werden, daß eine Schwangerschaft oder ein Abdominaltumor vorgetäuscht werden kann. Die meisten Fälle von eingebildeter Schwangerschaft betreffen derartige Frauen. Der klimakterische Meteorismus ist auf ein Überwiegen des Splanchnikustonus über den Vagustonus zurückzuführen; er tritt bisweilen auch intermittierend, anfallsweise auf. Der Zwerchfellhochstand, der durch den Meteorismus hervorgerufen wird, kann kardiale Beschwerden hervorrufen und anginöse Zustände auslösen. Viel seltener als die klimakterische Obstipation sind klimakterische Diarrhoen, welche gewöhnlich auf nervöse Störungen der Darmtätigkeit zurückgeführt werden. Bei der Beurteilung des Charakters von Diarrhoen, welche im klimakterischen Alter auftreten, ist Vorsicht am Platze; man darf die Diarrhoen nur dann mit dem Wechsel in einem Zusammenhang bringen, wenn eine eingehende Untersuchung alle anderen Ursachen ausschließen läßt. Die klimakterischen Diarrhoen wären den Diarrhoen Basedowkranker an die Seite zu stellen.

Die Veränderungen, welche im Klimakterium im Bereiche des Bewegungsapparates auftreten, werden vielfach verkannt. Sehr oft hört man von Frauen, welche sich im klimakterischen Alter befinden, Klagen über „rheumatoide", „gichtische"

Schmerzen, ohne daß sich objektive Veränderungen am Skelette nachweisen ließen. Pineles hat den Beweis geführt, daß diese Beschwerden weder mit dem echten infektiösen Gelenksrheumatismus noch mit der echten Gicht etwas zu tun haben, sondern daß sie ausschließlich dem Klimakterium ihre Entstehung verdanken. Diese P s e u d o g i c h t, wie Pineles den Zustand nennt, kann aber auch bloß der Auftakt für objektiv nachweisbare Gelenksveränderungen sein, die in verschiedenen Gelenken auftreten können. Diese Gelenksveränderungen, deren Ursache in endokrinen Störungen liegt, wurden bis vor kurzem gewöhnlich mit dem chronischen Gelenksrheumatismus und anderen chronischen Gelenkserkrankungen in den chaotischen Topf geworfen, in dem sich die Lehre von den chronischen Gelenkserkrankungen noch immer befindet. Hinweise auf den Zusammenhang gewisser chronischer Gelenkserkrankungen mit dem Klimakterium finden sich freilich schon in der älteren, namentlich der französischen Literatur. Aber erst in neuester Zeit bricht sich die Erkenntnis von der Existenz einer chronischen Gelenksveränderung, die auf das Versagen der Keimdrüsenfunktion zurückzuführen ist, immer mehr Bahn; man spricht von einer Arthropathia ovaripriva, von einer endokrinen chronischen Periarthritis (destruens), von einer Arthritis genuina sicca ulcerosa. Es handelt sich um eine chronische Gelenkserkrankung, die vorwiegend in den Händen, Knien, seltener an anderen Stellen (Schulter, Arm, Fußgelenken, Hüftgelenken) ihren Sitz hat und die zur Verdickung der Gelenkkapsel und zur Schwellung der anderen periarthralen Weichteile, erst später auch zu Knochenusuren, in der Regel aber nicht zu Verwachsungen der Gelenksenden führt. Die Gelenke bleiben auch bei sehr vorgeschrittenen Fällen frei und beweglich, soweit die Deformitäten der Gelenke und die verdickte Kapsel eine Bewegung zulassen. Höchstens in den distalen Fingergelenken beobachtet man mitunter Ankylosen. Ein weiteres, schon frühzeitig nachweisbares Merkmal dieser klimakterischen Gelenkerkrankung ist nach Munk eine zur Gelenkfläche parallel verlaufende Schattenlinie im Röntgenbilde, deren anatomische Grundlage bisher unbekannt ist.

Für eine besondere, recht häufige Form der chronischen deformierenden Gelenkerkrankungen, die H e b e r d e n schen K n ö t c h e n, hat Pineles den Nachweis ihres Zusammenhanges mit dem Klimakterium erbracht. Es handelt sich um hirsekorn- bis höchstens erbsengroße Knötchen, welche meistens bei

Frauen, viel seltener bei Männern in paariger, symmetrischer Anordnung auf der Rückseite der Endgelenke der dreigliedrigen Finger auftreten. Seltener findet man sie auch an anderen Fingergelenken, besonders selten am Daumengelenke. Die Knötchen können anfangs weich sein, sind aber später hart und entsprechen schließlich Knochenwucherungen im proximalen Anteil der Endphalangen.

Die auffälligsten, das Wohlbefinden am meisten beeinträchtigenden Störungen spielen sich im Bereiche des Nervensystems ab. Die Frauen werden im Klimakterium häufig deprimiert, reizbar, hypochondrisch; der Gedanke an den Verlust ihrer Weiblichkeit drückt sie nieder, die Angst, daß sie die Liebe des Ehegatten und die Wertschätzung ihrer Mitmenschen verlieren könnten, läßt sie nicht zur Ruhe kommen. Die verschiedenen klimakterischen Störungen erschrecken sie und lassen sie das Schlimmste befürchten. Karzinomfurcht und andere Angstvorstellungen beherrschen ihr Seelenleben und führen in schweren Fällen zu ausgesprochenen Psychosen. Die Mannigfaltigkeit der seelischen Veränderungen im Klimakterium hat die Herausgeber veranlaßt, darüber ein eigenes Bändchen durch Prof. Dr. Pappenheim verfassen zu lassen, so daß wir uns hier mit dem Hinweise auf dessen Ausführungen begnügen können. Nur das Verhalten der Geschlechtsempfindung soll mit einigen Worten gestreift werden.

Die Geschlechtsempfindung wird durch das Klimakterium je nach dem Temperamente in verschiedener Weise abgeändert. Frauen mit depressivem Temperamente glauben, jeden Geschlechtsreiz für ihren Mann verloren zu haben, leiden an Minderwertigkeitsgefühlen und verlieren unter dem Einflusse dieser Vorstellung ihre geschlechtliche Libido. Bei anderen, mehr manisch und egoistisch eingestellten Frauen kann man dagegen das entgegengesetzte Verhalten beobachten. Diese Frauen wollen den Freudenbecher noch einmal in vollen Zügen leeren und geben sich daher gierig — vielfach mit Hintansetzung ihrer ehelichen und gesellschaftlichen Pflichten — Exzessen in Venere hin. Für diese Frauen ist das Klimakterium wirklich das gefährliche Alter, von dem man so oft spricht. Es wäre aber unrichtig, wenn man die klimakterischen Veränderungen der Libido ausschließlich auf psychische Momente zurückführen wollte. Veränderungen in der inkretorischen Tätigkeit des Ovariums und Parästhesien im Bereiche des äußeren Genitales

(Pruritus, Kitzelgefühl) spielen dabei eine gewichtige Rolle. Der klimakterische Verlust der Libido ist daher ebensowenig eine reine Neurose wie die klimakterische Nymphomanie.

Trotz der gewaltigen Erschütterungen, denen das Nervensystem im Klimakterium ausgesetzt ist, werden die sogenannten neurologischen Erkrankungen durch den Wechsel wenig beeinflußt. Am deutlichsten prägt sich noch der Einfluß des Klimakteriums bei denjenigen Krankheiten aus, bei denen vasomotorische Störungen im Vordergrunde stehen. Dazu gehören das akute, umschriebene Ödem, die Raynaudsche Krankheit, das Trophooedème chronique héréditaire und andere mehr oder minder seltene Erkrankungen. Das gleiche gilt von der Paralysis agitans, welche meistens zwischen dem 40. bis 50. Lebensjahre einsetzt. Auf die Migräne übt das Klimakterium geradezu einen heilsamen Einfluß aus; nach dem 50. Jahre leiden nur wenige Personen an Migräne, im höheren Alter verschwindet sie nahezu vollständig.

In vielen Fällen zeigt das Genitale klimakterischer Frauen keine auffallenden Veränderungen. In anderen Fällen aber spielen sich am Genitale Vorgänge ab, die sich von senilen Prozessen nicht unterscheiden, die aber mit Rücksicht auf das Alter der Patientin und ihren sonstigen keineswegs senilen Allgemeinzustand nicht ganz vorbehaltlos als senil bezeichnet werden können. Wir haben allen Grund zu der Annahme, daß diese Veränderungen einer besonders starken Beeinträchtigung der trophischen Funktion der Keimdrüse ihre Entstehung verdanken und können nicht umhin, sie den klimakterischen Erscheinungen zuzuzählen. Man könnte höchstens von einem lokalisierten, auf das Genitale beschränkten Senium praecox sprechen. Einige hierher gehörige Veränderungen der Haut des äußeren Genitales haben wir bereits früher erwähnt und brauchen daher diese Angaben nur zu ergänzen. In manchen Fällen wird die Haut und die Übergangshaut des äußeren Genitales eigenartig weißlich, grau, straff, unelastisch, schilfernd. Hochgradige Schrumpfungsprozesse bringen in diesen Fällen die normalen Genitalfalten und Genitalwülste zum Schwinden. Die großen Labien werden flach und erheben sich kaum über die Umgebung, die kleinen können vollständig verschwinden. Verhältnismäßig am längsten bleiben die vorderen Anteile der kleinen Labien erhalten. Die Klitoris und das Praeputium clitoridis beteiligen sich ebenfalls an diesem Schrumpfungsprozesse, bleiben aber in rudimentärer Form auch bei vorgeschrittenen Fällen erhalten. Der Introitus vaginae kann sich so hochgradig verengen, daß der Koitus unmöglich, ja sogar die Untersuchung mit einem Finger außerordentlich schwierig wird; man bezeichnet diesen Zustand als Kraurosis vulvae (κραυρόω = schrumpfen). Manchen Frauen, bei denen ein Geschlechtsverkehr nicht in Betracht kommt, macht die Kraurosis keine Beschwerden. In der Mehrzahl der Fälle klagen aber die Frauen über einen unerträglichen Juckreiz im Bereiche des äußeren Genitales, wie er auch ohne kraurotische Veränderungen nicht selten im Klimakterium auftritt. Der Juckreiz kann auch mit Kitzelgefühl verbunden sein, auch Wollustempfindungen und eine hochgradige geschlechtliche Erregung hervorrufen, die von den meisten Frauen peinlich empfunden wird. Ruft die Kraurosis Juckreiz hervor, dann können sich Kratzeffekte, ekzematöse Veränderungen und Ulzerationen zu den kraurotischen Erscheinungen hinzugesellen. Gar nicht selten ist die Kraurosis der Boden, auf dem sich ein Karzinom entwickelt. Man muß daher alle verdächtigen Ulzera genau in Beobachtung halten und sich durch rechtzeitige Probeexzisionen von ihrer Natur überzeugen.

Sehr häufig finden sich im Klimakterium eigenartige Veränderungen an der Urethralöffnung und in ihrer Umgebung. Die fleckige Rötung des Vestibulum vaginae, die wir schon früher erwähnten, ist an dieser Stelle besonders stark ausgeprägt. In manchen Fällen tritt bloß die unmittelbare Umgebung der Urethralöffnung als großer knallroter Fleck hervor, in anderen Fällen sieht man auch in einiger Entfernung von der Harnröhrenmündung zerstreute hochrote Flecken und Stippchen. Sehr oft sehen wir bei diesen Fällen, aber auch bei Fällen, in denen diese periurethralen Veränderungen fehlen, eine sogenannte Caruncula urethrae. Man versteht darunter eine kleine, in ihren größten Exemplaren kirschengroße, hochrote, polypöse Vorwölbung der Harnröhrenschleimhaut. Die Karunkel blutet leicht auf Berührung, aber auch ohne ein nachweisbares Trauma und ist gewöhnlich Sitz lästiger Empfindungen; so klagen die Patientinnen über Brennen beim Urinieren, über Harndrang und über andere unangenehme Symptome. Bei genauer Besichtigung kann man feststellen, daß die polypöse Vorwölbung regelmäßig der hinteren Harnröhrenwand angehört; es handelt sich in den meisten, vielleicht in allen Fällen eigentlich um ein Ektropium der hinteren Harnröhrenwand, welches durch eine Schrumpfung der Vulva mit folgender Auszerrung und Auskrempelung der Urethralschleimhaut bedingt ist. Die ektropionierte Schleimhaut wird ebenso wie eine ektropionierte Lidbindehaut durch die veränderten äußeren Einflüsse in einen Reizzustand versetzt, zur Entzündung und zur Wucherung gebracht. In seltenen Fällen kann die Karunkel auch karzinomatös degenerieren.

Die Vagina kann bis in das hohe Alter weit bleiben, ja sogar auffallend weit, schlaff und dünnwandig werden; sie kann aber auch schrumpfen, enger, manchmal auch kürzer werden. Die Verengung ist aber nicht in allen Abschnitten gleichmäßig. Am stärksten schrumpft das obere Drittel der Vagina, besonders jener Abschnitt, der das Scheidengewölbe bildet. Sehr oft begegnet man einer umschriebenen, ringförmigen Stenose etwas oberhalb der Grenze zwischen dem mittleren und oberen Drittel der Vagina. In den leichtesten Fällen kann man diese Verengung dadurch feststellen, daß man mit zwei Fingern untersucht und diese in der Scheide spreizt. Dabei fühlt man im oberen Anteil der Vagina einen starren, unnachgiebigen Ring. In weiter vorgeschrittenen Fällen kann man den starren Ring leicht tasten und auch im Spekulum zur Darstellung bringen. In ganz hochgradigen Fällen ist die übriggebliebene Vaginallichtung im Bereiche der Stenose so klein, daß man die Portio weder sehen noch tasten kann. Man kann dann leicht die enge Vaginallichtung mit dem äußeren Muttermunde verwechseln. Die Portio kann in solchen Fällen erst nach Spaltung der stenosierten Partie der Betastung und Besichtigung zugänglich gemacht werden. Sehr oft begegnen wir im klimakterischen, noch häufiger im postklimakterischen Alter Veränderungen der Scheidenschleimhaut; sie wird niedrig, verliert ihre Falten und Papillen und zeigt hochrote Stippchen und Flecken, welche bei der Berührung leicht bluten. Die Säureproduktion der Vagina ist gesunken, ihre Widerstandskraft gegen schädigende Einflüsse und gegen eingebrachte Keime stark herabgesetzt; sie ist daher oft Sitz hartnäckiger entzündlicher Veränderungen und sondert reichliche Mengen eines eitrigen, nicht selten etwas übelriechenden Sekretes ab, welches die Patientin stark belästigt.

Die Portio wird unter dem Einflusse der senilen Involution niedrig und kann nahezu völlig verschwinden. Auch das Corpus uteri kann sich nach der Menopause stark verkleinern, während der supravaginale Abschnitt der Zervix verhältnismäßig wenige Veränderungen erfährt. Die Veränderungen, welche sich in der Uterusschleimhaut zur Zeit der Klimax abspielen, haben wir bereits gelegentlich der Besprechung der klimakterischen Blutungen angeführt (Seite 40 und 41). Eine Atrophie des Uterus setzt erst einige Zeit nach der Menopause ein. In Fällen, in denen noch eine Periode besteht, kann man eine Atrophie nicht nachweisen.

Das gleiche gilt von den Ovarien, deren Veränderungen im Klimakterium wir ebenfalls bereits früher (Seite 40) besprochen haben. Auch bei ihnen ist eine ersichtliche Atrophie erst nach der Menopause nachzuweisen. Es bleiben aber bis ins hohe Alter einzelne Primordialfollikel und Reste des spezifischen, spindelzelligen Stromas erhalten.

Die mannigfachen Störungen, welche das Klimakterium mit sich bringt, stellen an das therapeutische Können des Arztes große, leider nicht immer erfüllbare Anforderungen. Da das Klimakterium auf einem Versagen der Ovarialtätigkeit beruht, liegt es am nächsten, das Defizit in der Ovarialfunktion durch eine Zufuhr von Ovarialsubstanz zu ergänzen. Die Substitutionstherapie scheiterte aber bis in die jüngste Zeit an dem Mangel eines wirksamen Ovarialpräparates. Erst seit kurzem verfügen wir über wirksame biologisch geeichte Präparate, mit denen wir im Tierversuche verblüffende, beim Menschen bescheidene, aber doch deutliche Erfolge erzielen können. Wir haben die prinzipielle Grundlage dieser modernen Hormonpräparate bereits früher (Seite 32 bis 33) angeführt. Bei der Bekämpfung der klimakterischen Beschwerden, vor allem der lästigen Wallungen, scheinen sich diese Präparate, soweit unsere bisherigen Erfahrungen reichen, sehr gut zu bewähren. Dies gilt vor allem für das aus Kuhplazenten gewonnene Sexualhormon Progynon (Schering-Kalbaum), mit dem wir ausgezeichnete Erfolge bei klimakterischen Wallungen erzielten; man gibt davon täglich 1 bis 2 Dragées (250 bis 500 Mäuseeinheiten). Von den älteren Ovarialpräparaten wären zwei Präparate, das Onuclex und das Oprotex (Sanabo) zu erwähnen, welche besonders auf die klimakterische Pollakisurie, oft auch auf klimakterische Kreuzschmerzen günstig einwirken. Man injiziert von diesen beiden Präparaten in Abständen von 2 bis 3 Tagen je 1 Kubikzentimeter (= 1 Ampulle) in die Glutaealmuskulatur; in der Regel genügen 6 derartige Injektionen. Die Herstellung wirksamer Ovarialpräparate ist auf einem bedeutsamen Wendepunkt angelangt und es ist zu hoffen, daß es im Laufe einiger Jahre mit ihrer Hilfe gelingen wird, die üblichen Auswirkungen der Klimax zu beseitigen und die Frauen durch eine entsprechend dosierte Ovariatherapie beschwerdefrei in den postklimakterischen Gleichgewichtszustand hinüberzuleiten.

Die Wirkungslosigkeit der älteren Ovarialpräparate weckte das Bestreben, die entschwundenen Ovarialhormone durch implantierte menschliche oder tierische Ovarien zu ersetzen. Es gelingt auf diesem Wege mitunter tatsächlich, ovarielle Ausfallserscheinungen für einige Zeit zu beheben. Da das Implantat aber nicht am Leben bleibt, sondern nach einigen Monaten resorbiert wird, kann auf diesem umständlichen und in vielen Fällen ungangbaren Wege keine Dauerwirkung erzielt werden. Ob das Implantat imstande ist, das körpereigene Ovarium zu erneuter gesteigerter Tätigkeit anzuregen, ist bisher nicht erwiesen. Es wird von dem Zustande dieser Ovarien, den wir freilich klinisch nicht mit Sicherheit beurteilen können, abhängen, ob ein derartiger Versuch überhaupt auf Erfolg rechnen kann.

Das gleiche Prinzip, die Reaktivierung alternder Ovarien, verfolgen noch andere Methoden. Dazu gehört die D i a t h e r m i e, welche eine Reaktivierung durch Hyperämisierung der Ovarien erzielen will. Besondere mit diesem Verfahren erzielte Erfolge habe ich bisher nicht gesehen. Wesentlich wirksamer ist eine schwache R ö n t g e n b e s t r a h l u n g d e r H y p o p h y s e. Haben schon ältere klinische und experimentelle Erfahrungen den mächtigen Einfluß der Hypophyse auf das Genitale erwiesen, so wurde diese Tatsache durch neuerliche Untersuchungen wiederum nachdrücklich bekräftigt. So konnte experimentell nachgewiesen werden, daß implantierte Hypophysen die Keimdrüsen infantiler Tiere zur vorzeitigen Entwicklung bringen können. Diese Fähigkeit kommt aber nur dem Hypophysenvorderlappen zu. In neuerer Zeit wird eifrig an dem Probleme der Herstellung eines wirksamen Vorderlappenextraktes gearbeitet. Die bisher erzeugten Präparate (Präphyson, Anthephysan u. a.) erfüllen noch nicht vollkommen die in sie gesetzten Hoffnungen. Wenn wir über ein hochwirksames Hypophysenpräparat verfügen werden — und dies ist sicherlich nur eine Frage der Zeit — dann dürfte es gelingen, das Ovarialhormon in seiner Wirksamkeit wesentlich zu unterstützen, eine mangelhafte oder verzögerte Entwicklung zu beschleunigen und alternde Keimdrüsen zu reaktivieren*). Vorläufig können wir einen ähnlichen Effekt nur durch

---

*) Die Herstellung eines wirksamen Hypophysenvorderlappenpräparates (Prolan) ist Zondek neuestens gelungen. (Kongreß der Naturforscher und Ärzte in Hamburg 1928).

eine Schwachbestrahlung der Hypophyse erzielen. Mit dieser Methode gelingt es tatsächlich, klimakterische Wallungen in den meisten Fällen ausgezeichnet zu beeinflussen, so daß wir, wenn wir vom Progynon absehen, diese Verfahren derzeit als unser wirksamstes Mittel zur Bekämpfung klimakterischer Wallungen bezeichnen können.

Die medikamentöse Behandlung dagegen kann die Wallungen nur einigermaßen dämpfen. Mit dem von Halban in die Therapie eingeführten Klimasan (2 bis 3 Tabletten täglich), dessen wirksame Prinzipien Kalzium, Theobromin und Nitroglyzerin sind, erzielt man in leichten Fällen eine gewisse Besserung, in schweren Fällen versagt es aber ebenso wie andere ähnliche Handelspräparate, beispielsweise das Klimakterin oder Klimakton-Knoll (dreimal täglich 2 Tabletten), welches aus Ovaraden, Thyraden, Bromural und Kalzium-Diuretin besteht, das Prokliman-Ciba (dreimal tägilch 2 Tabletten), welches aus Ovarialhormon, Peristaltin, Nitroglyzerin und Amidopyrin besteht, oder das Transonnon-Gehe, welches Kalzium, Magnesium, Aloe und Oleum salviae enthält, u. a.

Einen günstigen Einfluß üben auf Wallungen, wie überhaupt auf die Erregbarkeit klimakterischer Frauen kühle Waschungen, laue Halbbäder mit kühlen Übergießungen, kühle Packungen und andere hydrotherapeutische Maßnahmen aus. Im allgemeinen gilt die Regel, daß im Klimakterium heiße Bäder oder überhaupt stärkere Wärmezufuhr schlecht, kühle Maßnahmen dagegen gut vertragen werden. Durch die Hydrotherapie können auch die klimakterischen Schweiße wirksam beeinflußt werden, denen man mit medikamentösen Mitteln (Atropin 0·0005 bis 0·001 pro dosi in Pillen oder Analsuppositorien, Agaricin 0·005 bis 0·005 pro dosi in Pillen) nur sehr wenig an den Leib rücken kann. Mit großem Vorteile machen wir von hydrotherapeutischen Maßnahmen bei verschiedenen nervösen klimakterischen Zuständen Gebrauch.

Hier müssen wir auch oft zur bewährten Bromtherapie greifen. Namentlich bei den depressiven Zuständen machen wir vom Brom reichlich Gebrauch. Sehr zweckmäßig ist eine Kombination von Brom und Valeriana, welche gegen verschiedene klimakterische Beschwerden gerne verwendet wird. Bei sexueller Übererregbarkeitverordnen wir das Kastoreumbromid (Weigert), zwei- bis dreimal täglich $1/2$ bis 1 Teelöffel in ein wenig Zuckerwasser, oder das Lupulin (Glanduale Lupuli 0·3 bis 0·5 mehrmals täglich in

Pulvern oder Pillen oder Extract. Lupuli 0·5 bis 2·0 mehrmals täglich in Pillen oder Infus. Strobil. Lupuli humuli 5·0 bis 25·0 : 200·0 für 2 bis 4 Tage) oder Monobromkampfer (Camphorae monobromat. 0·1 bis 0·4 mehrmals täglich in Pulvern, Pillen und Kapseln).

Zur Behandlung der Vasalgien empfiehlt Wiesel die Radix Valerianae in einer der üblichen Verabreichungsformen kombiniert mit verschiedenen gegen Gefäßspasmen gerichteten Mitteln, unter denen er Papaverin, Theobromin und Nitroglyzerin anführt. Auch eine Kombination von Tinctura Valeriana mit Tinctura castorei ist seiner Ansicht nach zweckmäßig. Doch soll man, wenn man einen Erfolg erzielen will, die Valeriana lange Zeit hindurch verabreichen (dreimal täglich 15 bis 20 Tropfen einer Mischung von Tct. Valerianae mit Tct. Castorei oder zwei Schalen des wässerigen Auszuges aus der Radix Valerianae). In schweren Fällen reicht diese Verordnung nicht aus, sondern man muß zu Theobromin, Papaverin, Rhodan, vor allem aber zu Nitroglyzerin greifen, das sich namentlich bei den anginösen Zuständen bewährt. Das Theobromin soll, damit Magenbeschwerden vermieden werden, nie auf leeren Magen verabreicht und stets mit einem Alkali kombiniert werden, dem man mit Vorteil auch ein Magnesiumsalz zusetzen soll. Das Nitroglyzerin verwendet Wiesel zur Dauerbehandlung in einer alkoholischen ½%igen Lösung (0·1 : 20·0), von der perlingual am ersten Tage 3 Tropfen auf den Tag verteilt, verabreicht werden; man steigt dann Tag um Tag um je einen Tropfen bis zur Höchstmenge von ungefähr 8 Tropfen und läßt dann wieder Tag für Tag die Tropfenzahl um je einen Tropfen bis zur Anfangsdosis fallen. Diese Behandlungsform wird nach kurzen Pausen wiederholt. In Fällen, in denen die angina-pectoris-ähnlichen Anfälle mit Tachykardie einhergehen, empfiehlt sich eine Kombination von Nitroglyzerin mit Valeriana und Brompräparaten oder das Fluidextrakt von Cactus grandifloris (dreimal täglich 5 Tropfen), während Cardiaca (Digitalis, Strophantus) im allgemeinen nicht angebracht erscheinen. Da die anginösen Zustände häufig durch starke äußere Temperaturdifferenzen ausgelöst werden, sind diese Mittel sehr zweckmäßig vor dem Ausgehen, gewissermaßen prophylaktisch anzuwenden. Dem ungünstigen Einflusse plötzlicher Kälteeinwirkung soll auch durch andere entsprechende Vorbeugungsmaßnahmen (warme Kleidung, Vorwärmen des Bettes u. dgl.) Rechnung getragen werden.

Gegen Spasmen in den peripheren Gefäßen wird Papaverin mit Chinin empfohlen. In schweren Fällen käme die Sympathectomie nach Lériche in Betracht. Ob sich die technisch einfachere Dopplersche Sympathikusausschaltung durch Pinselung mit Phenol bewähren wird, muß erst die Zukunft entscheiden.

Die klimakterische Hypertonie bedarf in Fällen, in denen sie sich in mäßigen Grenzen hält, keiner besonderen Behandlung. Wiesel warnt insbesondere vor der Anwendung von Jod in solchen Fällen, da dieses nicht bloß überflüssig, sondern auch gefährlich ist. Andere zur Herabsetzung des Blutdruckes empfohlene Mittel, wie das Hypotonin, das Depressin, das Viscum album, hält er ebenfalls für überflüssig. Zu den gegen Hypertonie empfohlenen Mitteln gehört auch das Rhodar-Kalzium-Diuretin (Knoll), welches in Tabletten zu 0·5 in den Handel kommt (in der ersten Woche 3 Tabletten, in der zweiten und dritten Woche 2 Tabletten, in der vierten, fünften und sechsten Woche 1 Tablette pro die). Das beste Mittel zur Herabsetzung des klimakterischen Hochdruckes ist der Aderlaß (etwa 200 bis 300 Kubikzentimeter); er beeinflußt nicht bloß den Hochdruck günstig, sondern auch andere klimakterische Symptome, wie die Wallungen und die Erregungszustände. Regelung des Stuhles, salinische Abführmittel, heiße Fußbäder mit Zusatz von Senfmehl unterstützen die Wirkung des Aderlasses.

Gegen die Schlaflosigkeit sind protrahierte Kamillenbäder am Abend, kühle Teil- und Ganzpackungen zu empfehlen. Von medikamentösen Mitteln kommt in erster Reihe das Brom in Betracht; zu den eigentlichen Schlafmitteln (Adalin und dgl.) greifen wir nur verhältnismäßig selten.

Die klimakterische Obstipation ist ebenso wie jede andere Obstipation in erster Reihe diätetisch zu behandeln (durch schlackenreiche und gärungsfähige Kost, wie zellulose- und zuckerhältige Vegetabilien), was sich am besten anstaltsmäßig durchführen läßt. Auch die seltenen klimakterischen Diarrhoen und die klimakterische Fettleibigkeit erfordern in erster Reihe eine diätetische Behandlung; doch wird die diätetische Behandlung der Fettsucht mit Vorteil durch vorsichtige Verwendung von Schilddrüsenpräparaten und anderen Entfettungspräparaten (in neuerer Zeit sind das Lipolysin und das Inkretan sehr beliebt) unterstützt.

Die klimakterischen Gelenkserkrankungen werden mit den gleichen physikalischen Methoden wie andere chronische Gelenkserkrankungen behandelt (Moor-, Schwefel-, Radiumbäder, unter denen Gastein, Baden, Schallerbach und Pistyan u. a. einen wohlverdienten Ruf genießen, Massage, Gymnastik, Röntgenbestrahlung, Diathermie, Radiumtrink- und Inhalationskuren). Von R. Schmidt und von Wiesel werden in Anlehnung an die Adrenalinbehandlung der Osteomalacie subkutane Injektionen von Adrenalin oder einer Kombination von Adrenalin und Hypophysenextrakt (zum Beispiel Asthmolysin) empfohlen. Die gleiche Behandlung gilt auch für die klimakterische Pseudogicht und für die Heberdenschen Knoten; freilich müssen wir uns gestehen, daß die Behandlungserfolge bei den Heberdenschen Knoten, selbst bei wohlwollendster Beurteilung, als äußerst bescheiden bezeichnet werden müssen. Ein in letzter Zeit von mir beobachteter Fall von klimakterischer Arthropathie und Heberdenschen Knoten, der durch Progynon günstig beeinflußt wurde, weckt die Hoffnung, daß auch diese klimakterischen Störungen auf eine Hormontherapie gut reagieren werden. Bei einem anderen sehr schweren Falle von Arthropathia ovaripriva sah ich nach einer Ovarienimplantation einen sehr guten, leider aber nur vorübergehenden Erfolg.

Einer besonderen Behandlung bedürfen die lästigen Symptome von seiten der Blase und des Genitales. Zur Behandlung der klimakterischen Pollakisurie verwenden wir auf Grund einer Empfehlung Graffs an Stelle der früher geübten Ätzung des Blasenhalses mit steigenden Lapislösungen (1 bis 5%) mit Vorteil intramuskuläre Injektionen von Onuklex und Oprotex (Sanabo), jeden zweiten Tag eine Injektion von einer Original-Ampulle. Außerdem empfehlen sich warme Kamillensitzbäder. Leichte Grade von Incontinentia urinae, wie wir sie auch ohne einen Prolaps im Klimakterium häufig sehen, werden durch eine systematische Dilatation der Urethra mit Dittelschen oder Hegarschen Stiften günstig beeinflußt. In schweren Fällen muß man zu den üblichen Inkontinenzoperationen (vordere Kolporrhaphie mit Sphinkterraffung, Interpositio uteri vesicovaginalis, Göbel-Stoeckelsche Pyramidalisplastik, Levatorplastik nach Franz) greifen.

Die Caruncula urethrae läßt sich durch die häufig angewendeten Pinselungen mit adstringierenden oder ätzenden Mitteln nicht beseitigen; sie muß entweder mit dem Messer oder mit dem Thermokauter entfernt werden. Manchmal kann man nur durch die Exzision der Karunkel und eine kleine, gegen das Ektropium gerichtete, plastische Operation ein Rezidiv verhüten. Jede exzidierte Karunkel, vor allem jede rezidivierende Karunkel, soll sorgfältig histologisch untersucht werden, damit ein Karzinom, welches anfangs schwer von einer gewöhnlichen Karunkel unterschieden werden kann, nicht übersehen werde.

Die Kraurosis vulvae ist bisher einer Therapie unzugänglich. Wir können nur die durch sie hervorgerufenen Beschwerden beeinflussen. Der Juckreiz wird mit Kieselsäure (Natrium silicicum 1·0 einer 1%igen Lösung intravenös oder Kieselsäuretee 2 bis 3 Tassen täglich), ferner mit Kalziumpräparaten (Calcium chloratum 6·0 bis 8·0 pro die, Calcium Sandoz 3 Kaffeelöffel täglich), dann mit Brom, mit intravenösen Injektionen einer hypertonischen Zuckerlösung, mit Aderlässen und mit verschiedenen lokal angreifenden Maßregeln bekämpft; hiezu gehören beispielsweise sorgfältige Waschungen der Vulva mit Seife und Wasser, kühle Sitzbäder, 2%ige Resorzinumschläge, Resorzin-Tumenolsalbe, Zymoidinsalbe, (Unguentum-Zymoidini Rosenberg) und andere juckstillende Salben. Bei verschiedenen ekzematösen Veränderungen empfiehlt sich die Anwendung von Resorzinumschlägen, von indifferenten Salben, Gleit- und Deckmitteln. (Vegetalin, Linimentum exciccans Pick), bei chronischen infiltrativen Veränderungen die Anwendung von Teerpräparaten. Nicht selten wirkt eine Quarzlicht- oder eine Röntgenbestrahlung günstig auf den Pruritus ein. Auch von Infiltrationen der Vulva mit einer $\frac{1}{2}$%igen Novokain-Suprareninlösung sieht man manchmal gute Erfolge. Bildet sich auf dem Boden einer Kraurosis vulvae ein Karzinom aus, dann soll man keine Zeit mit unvollkommenen Operationen, mit einer Röntgen- oder Radiumbehandlung verlieren, sondern möglichst bald zu einer Radikaloperation schreiten.

Macht die Schrumpfung des Introitus vaginae Beschwerden beim Koitus, dann müssen systematische Dehnungen des Scheideneinganges durch dicke Hegarstifte und Spekula vorgenommen werden. In hartnäckigen Fällen ist eine operative Behandlung angezeigt. Koitusschwierigkeiten, welche durch eine Schrumpfung der Vagina bedingt sind, werden am besten durch eine systematische Belastungsbehandlung (Einführung eines zusammengefalteten Kolpeurynters in die Scheide bei Beckenhochlagerung und Füllnug des Ballons mit Quecksilber) behoben. Da die Frage, bis zu welchem Alter eine Frau den Coitus ausüben darf, nur dahin bantwortet werden kann, daß die Dauer der geschlechtlichen Betätigung bloß von der Potenz und der Libido der Ehegatten abhängt, ist die Beseitigung von Coitusschwierigkeiten auch bei einer senilen Frau eine ernst zu nehmende ärztliche Aufgabe.

Große Schwierigkeiten macht die Behandlung der klimakterischen Kolpitis. Immerhin kann man durch Spülungen mit Sublimat ($^1/_2$promillig), mit Milchsäure ($^1/_2$prozentig), durch eine langdauernde Behandlung mit Normolaktol (einem Milchsäurepuffergemisch) einen befriedigenden Erfolg erzielen. Auch das Bestreichen der gut ausgetrockneten Vagina mit Zinkpasta wird empfohlen. Das Normolaktol wird in der Form angewendet, daß man die Vagina mit der konzentrierten Lösung austupft und nachher einen Tampon einführt, der in eine verdünnte Normolaktollösung (1 : 3) getaucht ist; der Tampon wird einen halben Tag lang in der Vagina belassen. Neuerdings wurden auch Normolaktoltabletten in den Handel gebracht, welche an Stelle der Tampons von der Patientin selbst eingeführt werden können, aber mitunter Reizerscheinungen hervorrufen.

Zur Behandlung der klimakterischen Kreuzschmerzen eignen sich Injektionen von Onuclex und Oprotex (Sanabo), in schweren Fällen parametrane Injektionen von 100 bis 150 Kubikzentimetern einer $^1/_4$ bis $^1/_2$%igen Novokain-Suprareninlösung, Röntgenbestrahlungen der Kreuzgegend, vielleicht auch der neuestens von Jungmann in die Therapie der Kreuzschmerzen eingeführte Kompensationsgürtel, mit dem ich noch keine genügenden Erfahrungen bei klimakterischen Kreuzschmerzen gemacht habe.

Da die klimakterischen Beschwerden letzten Endes endokrine Störungen sind, werden wir in einer Vervollkommnung der Organotherapie das Ziel unserer Bestrebungen suchen müssen.

Sachverzeichnis.

(C siehe auch K und Z.)

Abnormer Menstruationsbeginn 20
Abortus des unbefruchteten Eies 8
Addison 31
Adenohyperplasie 46
Adenomyosis 40
Aderlaß 26, 84, 86
Adnexerkrankungen . . 46, 48
Adrenalin 85
Aethertampon in die Nase . . 60
Agaricin 82
Agomensin 34
Akne rosacea 72
— vulgaris 72
Akroasphyxie 68
Akromegalie 30
Algomenorrhöe 49
Alkoholismus 22
Aloe 34
Altweiberbart 72
Ameisenlaufen 68
Amenorrhöe 22, 25, 28
Anämie 71
Angina pectoris 69
Angstzustände . . . 30, 48, 67
Anteflexio 52
Antephysan 33, 81
Antiglandol 33
Antipyrin 59
Aortalgie 96
Apiol 34
Arthropathie 85
Aschner 10, 26
Asthmolysin 85
Aszendierende Infektion . . 24
Atresie der Zervix 24
— des Follikels 4
— des Hymens 24
— der Vagina 24

Atrophie des Genitales . . . 30
Atropin 59, 82
Augenstörungen 17
— -veränderungen 73
Ausdünstungen bei der Menstruation 10
Ausfall der Menstruation . . 28
— der Ovarialfunktion . . . 28
Autolytische Fermente . . . 50

Bäder bei der Menstruation . 63
Befruchtungsbereitschaft . . 9
— chancen 4
Begattungstermin 9
Beklemmungen 67
Belastungsbehandlung . . . 86
Berstung des Follikels . . . 1
— der Tubensäcke 24
Blasenmole 4
Blut bei der Menstruation 7, 10
Blutdruck 70
Blutdrüsensklerose 30
Blutiger Schweiß 16
Blutungen, Myom- 42
— psychogener Natur . . . 47
— Pubertäts- 39
— vikariierend 14
Bradykardie 70
Brom 86
Brunst 9

Cactus grandiflora 83
Calcium chloratum . . 44, 86
— lacticum 44
— Sandoz 44, 86
Caruncula urethrae . . 78, 85
Castoreumbromid 82
Cervixatresie 24
Chinin 84
Chloasma 17

Cholelithiasis . . . . 18.	63
Chromhidrosis	16
Coitus interruptus	13
Colica mucosa	18
Corpus albicans	3
— luteum . . . 2, 3. 5. 37.	14
— — -Blutung	20
— — -Zysten . . . 12.	17
— nigrum	3
Degeneration des Ovariums .	38
Depressin	84
Depressionszustände	68
Dermatitis dysmenorrhoica .	15
— herpetiformis	17
Dezidua	5
Diathermie	81
Diuretica	41
Doppler	84
Durchlässigkeit der Kapillaren	36
Durchnässung	61
Dynotabs	34
Dysmenorrhoe . . . 49. 61.	63
— membranacea	50
Eigenblut-Injektionen . . .	45
Eigenserum-Injektionen . . .	45
Einschlafen der Arme . . .	68
Eizelle . . . . 1. 2.	3
Ektropium . . . . . . 78.	85
Ekzem	72
Emenagoga	33
Endokrine Störungen	30
Enzephalitis	21
Ergotin	14
Erkältung	61
Erysipel . . . . . . 17. 18.	29
Erystypticum	43
Erythem	15
Eumenol	34
Eunuchoide	22
Euphyllin	44
Extractum cacti	83
— Hydrastidis Canadensis . .	43
Extrasystolie	69
Extrauteringravidität . . .	17
Exzision der Karunkel . . .	85
Fermente	50
Fettpolster im Klimakterium	71
Fettsucht	84

Fieber im Prämenstruum . .	14
— bei der Ovulation	14
Finger, toter	68
Fließ	59
Folliculin	32
Follikel	1
— atresie	1
— berstung	1
— flüssigkeit	1
— reifung	2
— sprung . . . . . 6. 8.	19
— zahl	1
Franz	85
Frühreife	20
— -Therapie	21
Furcht	30
Gallensteinkoliken . . 18.	63
Gedächnisschwäche	68
Gefäßkrämpfe	68
Gelatine-Injektionen	45
Gelenksveränderungen im Wechsel . . . . . . 75.	84
Genitalatrophie	30
— hypoplasie	39
— tuberkulose	28
Gersuny	62
Geschlechtsempfinden . . 31.	76
Geschlechtsreife	4
— verfrüht	20
— — therapie	21
Gestationsperiode	35
Gicht	75
Glandofolin	32
Glanduitrin	44
Göbel	85
Gonorrhöe	62
Graff	85
Granulosa	2
— luteinzellen	2
— zellen	1
Gynatresie	24
Hämathidrosis	16
Hämatokolpos	24
— metra . . . . . . 24.	53
— salpinx	24
Hämolutein	44
Halban . . . . 66.	82
Harnik	55
Hautblutungen	16
Hautveränderungen . . 14.	71

Heberdensche Knoten	75, 85	Inokulationsschnitt	8
Hegarstift	60	Insuffizienz des Ausscheidungsapparates	27
Herpes menstrualis	16		
Hirntumor	21	Interpositio uteri vesicovaginalis	85
Hochdruck	70, 84		
Hochstand des Zwerchfells	69, 74	Interstitielle Drüse	4
		Involution	79
Holzknecht	35		
Hormone	5	Jagic	71
Hormonmangel	32	Johimbin	34
— präparate	32, 80, 81	Juckreiz	68
Hormovar	32	Jungmann	87
Humoralpathologie	26		
Hydrastinin	43	Kaliumpermanganat	34
Hydrastistherapie	43	Kalzium siehe Calcium	
Hydrocephalus	21	Kamillenbäder	84
Hydrotherapie	43	— sitzbäder	85
Hygiene der Menstruation	60	Karunkel	78, 85
Hymenatresie	24, 25	Karzinom	78
— inzision	25	— des ovars	43
Hyophysin	44	Kastoreum	82
Hyperanteflexio	52	Kastration	11, 66
Hypermenorrhöe	22	Keimschädigung	22
Hyperthyreotische Zustände im Klimakterium	71	Kieselsäure	86
		Kindesalter-Menstruation	20
Hypertonie	70	Klimakterin	82
Hypnose	58	Klimakterische Blutungen	39
Hypomenorrhöe	22	Klimakterium	65
Hypophysäre Kachexie	30	Klimakton	82
Hypophysen-Bestrahlung	35, 60	Klimasan	82
— Erkrankungen	30	Klimax	65
— Funktion	20	Koitus	64, 73, 86
— Implantation	8	— Schwierigkeiten	87
— Hinterlappen-Extrakt	44	Kokainpinselung der Nase	59
— Vorderlappen-Extrakt	33	Kolik	24
Hypophysin	44	Kolpeurynter	8
Hypoplasie des Genitales	39	Kolpitis	87
Hypoplastiker	22	Kolporrhaphie	85
Hypothyreotische Zustände im Klimakterium	72	Kompensationsgürtel	87
		Kongestionen	13, 31, 67, 80, 82
Hypotonie	70	Konzeptionsfähigkeit	65
Hypotonin	84	— optimum	9
Hysteroadenomyosis	63	Korpusamputation	47
		Kraurose	78, 86
Icterus menstrualis	18	Kreuzschmerzen	51, 80, 87
Implantation der Hypophysen	81	Kribbeln	68
— der Ovarien	33	Kriegsamenorrhöe	29
Indigo	34	Kryptomenorrhöe	24
Infantile	22	Kurettage	46
Infektionskrankheiten	18		
Initialgravides Stadium	7	Labien im Klimakterium	73, 77
Innersekretorisches Organ	5	Laminaria	60

Leber	18
Leriche	84
Levatorplastik	85
Libido	31, 76, 87.
Lichen	17
Liquor folliculi	1
Lues	29
Lupulin	82
Luteoglandol	44
Luteosan	44
Malaria	29
Mangel der Menstrualblutung	27
Mangelhafte Ovarialfunktion	22
Masturbation	43
Matronenalter	65
Matzenauer	15
Mäuseeinheit	32, 80
Mayer Robert	7
Menarche	10
Menge des Menstrualblutes	10
Menoformon	32
Menopause	11, 65
Menorrhagie	22
Menotoxine	10, 26
Menstruation, Hygiene	60
— Kindesalter	20
— Neugeborenen	21
Menstruelle Hautblutungen	16
Menstruationanomalien	22
— ausdünstungen	10
— ausfall	28
— beginn	7, 10, 20
— blut	7, 10
— dauer	11
— kolik	49, 52
— psychosen	13
— verspätung	22
Metritis chronica	40, 51
Metropathie	40, 46
Metrorrhagie	22
Migräne	68
Milchsäure	87
Milzbestrahlung	45
— exstirpation	45
Mittelschmerz	19
Monobromkampfer	83
Myokarderkrankungen	72
Myomblutungen	42
— therapie	47
Nasenbluten	26

Nasenpinselung nach Fließ	59
Nasenstörungen	17
Natrium silicicum	86
Nervensystem im Klimax	76, 77
Nitroglyzerin	82, 83
Normolaktol	87
Obstipation	74, 84
Oedema Quincke	15, 72
Oestrus	9
Ohrenstörungen	17
Okklusivpessar	64
Oligomenorrhoe	22
Onuclex	80, 87
Oophorin	34
Opium	59
Oprotex	80, 87
Opsomenorrhoe	22
Organotherapie	33
Ovaraden	82
Ovarialbestrahlung	35
— funktion, mangelhaft	22, 27, 28
— hormone	81
— karzinom	43
— präparate	32, 80, 81
— tabletten	34
— therapie	32
Ovarieller Zyklus	3
Ovarien	1
— Implantation	33, 80
Ovariogene Blutungen	36
Ovosan	34
Ovulationsblutungen	19
— fieber	14
— termin	8
— zyklus	3
Panhormon	32
Pankreas	31
Papaverin	59, 83, 84
Paraesthesien	68
Parametrane Injektionen	87
Parotis	17
Pars basalis der Uterus-	
schleimhaut	6
— functionalis	6
Pathologie der Menstruation	13
Pemphigus	17
Periarthritis destruens	75
Periode	10
Pferdeserum-Injektionen	45

Pflüger	8
Pineles	75
Pituisan	44
Pituitrin	44
Pollakisurie	80, 85
Polland	15
Polymenorrhoe	22
Polypöse Schleimhaut	40
Postöstrisches Stadium	9
Prägravides Stadium	7, 8
Prämenstruelles Fieber	14
— Hyperämie des Genitales	16
— Stadium	7, 8, 12
— Verhalten der Temperatur	13, 18
Prämenstruum	12
Präphysan	33, 81
Primordialfollikel	4
Progravides Stadium	7
Progynon	32, 80 85
Proiomenorrhöe	22
Prokliman	82
Prolan	33, 81
Proliferationsstadium	8
Pruritus vulvae	68, 72, 86
Pseudoangina pectoris	96
Pseudogicht	75, 85
Pseudomenstruation	19
Psoriasis	17
Psychische Traumen	55
Psychogene Blutungen	17
Psychosen	13
Psychotherapie	58
Pubertätsblutungen	39
Pyramidalisplastik	85
Pyramidon	59
Quarzlichtbestrahlung	86
Quinckes Ödem	15, 72
Radium	86
Raynaudsche Krankheit	68, 77
Regenerationsstadium	8
Reifeteilung	1
Reizbestrahlung	35
Resorzin	86
Retroflexio	48, 52
Rheumatoid im Wechsel	74
Rhodan	83
— Kalzium-Diuretin	84
Rinderserum-Injektion	45
Röntgen-Reizdosis	35
Röntgenschwachbestrahlung	60
— -bestrahlung	86
— der Hypophyse	34, 81
— der Milz	45
— der Ovarien	35, 45
Salipyrin	59
Santonin	34
Scharlach	18
Schick	10
Schilddrüse	31, 84
Schlafstörungen	68, 84
Schleimhaut bei Gravidität	6
— bei der Menstruation	6
— des Uterus	5
Schmidt R.	85
Schollenstadium	32
Schreck	30, 48
Schrumpfungsvorgänge	77, 78
Schwangerschaftsdienliches Stadium	7
Schweißausbrüche	67
Schweißdrüsenstörungen	16, 31
Schwimmen	61
Schwindel	67
Secacornin	44
Sekretionsstörungen	16
Senile Involution	79
Senium	66
— praecox	77
Seruminjektionen	45
Sexualhormon	33
Simmondsche Krankheit	30
Simpson	8
Sistomensin	44
Sklerodermie	17
Sklerose, multiple Blutdrüsen	30
Sphinkterraffung	85
Spülungen bei der Menstruation	63
Stadium initialgravid	7
— postöstrisch	9
— prägravid	7
— prämenstruell	7
— progravid	7
— schwangerschaftsdienlich	7
Stenose des inneren Muttermundes	60
Stöckel	85
Störungen am Auge	17, 73
— an der Nase	17
— an den Ohren	17

Störungen an den Zähnen	17	Uterus-Blutungen	35
Stypticin	14	— Schleimhaut	5
Styptol	14	— Veränderung	5
Sympathektomie (Leriche)	84	Uzara	59
Sympathicusausschaltung (Doppler)	84	Vaginalatresie	24
		Valeriana	83
Tachykardie	69	Vasalgien	68
Talgdrüsenstörung	16	Veramon	59
Tangkui	34	Veränderungen der Haut 14.	71
Temperatur im Prämenstruum	13. 18	— der Augen . . . 17.	73
		Vergeßlichkeit	68
Tennis	61	Vernichtungsgefühl	69
Theacylon	44	Versagen der Ovarialtätigkeit	80
Theca externa	2	Verschluß der Tubenöffnung	24
— interna	2	Vikariierende Blutungen 14.	26
— luteinzellen	2	Virulenz der Eizelle	4
Theobromin	83	Viscum album	84
Therapie der vorzeitigen Geschlechtsreife	21	Vitiligo	73
Thrombopenie	45	Wallungen . . . 31, 67, 80,	82
Thymus	31	Waschungen bei der Menstruation	63
Thypit	31	Wechsel	65
Thyraden	82	Wehenartige Schmerzen	50
Thyreoidea . . . 31. 31.	81	Wellenbewegung im weiblichen Organismus . . 11.	12
Tinctura Castorei	83		
— Valerianae	83	Wermer	44
Totalexstirpation	47	Wiesel . . . . 70. 83.	85
Toter Finger . . . . 68.	77	Wormser	60
Transonnon	82		
Trophoedème	77	Xanthelasmen	73
Tubenberstung	24		
— ruptur	25	Yohimbin	34
— verschluß	24		
Tuberkulose . . . 18. 32.	63	Zahnstörungen	17
— des Genitales	28	Zeugungsfähigkeit	66
Tumenol	86	Zondek . . . . . 33.	81
Turnen	61	Zwerchfellhochstand . 69.	74
Typhus	29	Zwischenblutungen	36
		Zyklus ovarieller . . . 3.	28
Ulcus duodeni	63	— uteriner . . . 9.	28
— ventriculi	63	Zymoidin	86
Unwohlsein	12	Zysten	40
Urea	44	— corpus-luteum . 12.	47
Urtikaria . . . . 15.	72	Zystische Follikel	41
Uteriner Zyklus	9		

Verlag von Julius Springer in Wien I.

Die Wechseljahre der Frau

Von

Privatdozent Dr. **Hans Zacherl**

Assistent der Universitätsfrauenklinik in Graz

134 Seiten. Mit einer Textabbildung. 1928. Reichsmark 7·50

(Abhandlungen aus dem Gesamtgebiet der Medizin.)

Das Buch wendet sich an den praktischen Arzt und will ihn über die gesamten Fragen und Krankheitserscheinungen der Wechseljahre der Frau in Kürze und doch hinreichend orientieren. Nach einleitenden Worten über den Begriff und die Dauer der Wechseljahre, sowie die den Wechseleintritt beeinflussenden Momente bespricht Verfasser die somatischen und psychischen Symptome bei physiologischem Ablauf der Wechseljahre. Der Hauptteil des Buches ist der Pathologie der Wechseljahre gewidmet. Die pathologischen Blutungen in den Wechseljahren, der Einfluß der Wechselzeit auf pathologische Zustände der Geschlechtsteile, die pathologischen Erscheinungen im übrigen Organismus während der Wechseljahre und die Therapie der verschiedenen Erkrankungen im Klimakterium werden in klarer, übersichtlicher Form beschrieben. Besonders interessant ist das Kapitel über das künstlich durch Operation bzw. durch Bestrahlung herbeigeführte Klimakterium.

(Klinische Wochenschrift)

Medizinisches Seminar

Herausgegeben vom

Wissenschaftlichen Ausschuß des Wiener medizinischen

Doktorenkollegiums

608 Seiten. Ausgabe 1926. In Ganzleinen gebunden Reichsmark 13·50

Wenige Monate nach Erscheinen mußte, um der wachsenden Nachfrage zu genügen, ein unveränderter Neudruck angefertigt werden.
Der praktische Arzt findet hier in gedrängter Form die wichtigsten Fragen, die in der Praxis an ihn herantreten, knapp und übersichtlich beantwortet und nach Materien geordnet. Ein sorgfältiges alphabetisches Register ermöglicht ein rasches Nachschlagen.

Medizinisches Seminar — Neue Folge

eine notwendige Ergänzung

des obigen Bandes, da durchaus neue Themen Aufnahme fanden.

445 Seiten. 1928. In Ganzleinen gebunden Reichsmark 13·50

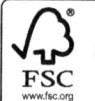

MIX
Papier aus verantwortungsvollen Quellen
Paper from responsible sources
FSC® C105338

If you have any concerns about our products,
you can contact us on
ProductSafety@springernature.com

In case Publisher is established outside the EU,
the EU authorized representative is:
**Springer Nature Customer Service Center GmbH
Europaplatz 3, 69115 Heidelberg, Germany**

Printed by Libri Plureos GmbH
in Hamburg, Germany